Vire a chave

James W. Clement
com Kristin Loberg

VIRE A CHAVE

PERCA PESO, PREVINA DOENÇAS, AUMENTE
SUA DISPOSIÇÃO E VIVA MAIS

Tradução: Marcelo Barbão

GLOBOLIVROS

Copyright © 2021 by Editora Globo para a presente edição
Copyright © 2019 by James W. Clement

Todos os direitos reservados. Nenhuma parte desta edição pode ser utilizada ou reproduzida — em qualquer meio ou forma, seja mecânico ou eletrônico, fotocópia, gravação etc. — nem apropriada ou estocada em sistema de banco de dados sem a expressa autorização da editora.

Texto fixado conforme as regras do Acordo Ortográfico da Língua Portuguesa (Decreto Legislativo nº 54, de 1995).

Título original: *The Switch*

Editora responsável: Amanda Orlando
Assistente editorial: Isis Batista
Preparação de texto: Marcela Ramos
Revisão: Aline Canejo, Rachel Rimas e Claudia Mesquita
Diagramação: Filigrana
Capa: Douglas Watanabe

1ª edição, 2021

CIP-BRASIL. CATALOGAÇÃO NA PUBLICAÇÃO
SINDICATO NACIONAL DOS EDITORES DE LIVROS, RJ

C563v

Clement, James
Vire a chave : perca peso, previna doenças, aumente sua disposição e viva mais / James Clement, Kristin Loberg ; tradução Marcelo Barbão. - 1. ed. - Rio de Janeiro :
Globo Livros, 2021.
226 p. ; 23 cm.

Tradução de: The switch : ignite your metabolism with intermittent fasting, protein cycling, and keto
ISBN 9786586047509

1. Vacúolos autofágicos. 2. Lisossomos - Metabolismo. 3. Nutrição. 4. Promoção da saúde. 5. Qualidade de vida. I. Loberg, Kristin. II. Barbão, Marcelo. III. Título.

21-69458
CDD: 571.655
CDU: 611.018.11:613.2

Meri Gleice Rodrigues de Souza - Bibliotecária - CRB-7/6439
19/02/2021 22/02/2021

Direitos exclusivos de edição em língua portuguesa para o Brasil adquiridos por Editora Globo S. A.
Rua Marquês de Pombal, 25 — 20230-240 — Rio de Janeiro — RJ
www.globolivros.com.br

Para Durk Pearson e Sandy Shaw, cujos livros e newsletters sobre prolongamento da vida no início dos anos 1980 me inspiraram a estudar esse campo.

E para os professores George Church e David Sinclair, por me encorajarem a transformar minhas anotações científicas sobre autofagia em um livro para leigos.

Sumário

Prefácio

Introdução 13
1 Ilha de Páscoa e pacientes transplantados.............................25
2 Caminhões de lixo e usinas de reciclagem.............................37
3 Anões e mutantes 49
4 Okinawanos, monges e adventistas do sétimo dia 70
5 Crianças epilépticas e ciclistas de primeira linha 95
6 Homens das cavernas e industrialistas 113
7 Nozes e vacas alimentadas com milho..................................140
8 Baleias, roedores e fumantes 163
9 Picadas no dedo e listas de compras 182
Conclusão 212

Agradecimentos 215
Notas finais..216
Créditos das imagens 225

Prefácio

Passei minha carreira mergulhado no estudo da biologia com foco no genoma humano — a informação genética, ou DNA, que carregamos em nossas células, que é o manual de instruções pessoais do corpo. Minha missão não é apenas aprender como esse incrível código, antes misterioso, funciona e interage com nosso meio ambiente, mas também aproveitar seus poderes para melhorar e prolongar a vida das pessoas. Meu campo de trabalho cresceu exponencialmente ao longo dos anos, em especial na última década, com o advento de técnicas econômicas de sequenciamento de DNA e ferramentas de edição de genes para hackear um corpo humano e mudar a forma como tratamos e evitamos problemas. Na verdade, estamos à beira de uma nova era da medicina, com estudos publicados diariamente, às vezes de hora em hora, que acrescentam novas visões à nossa biblioteca de informações sobre o corpo humano e nos dão pistas para superar o processo de envelhecimento.

Uma das descobertas recentes mais fascinantes foi um processo intrigante chamado autofagia. Embora nós, na comunidade científica, estejamos estudando essa atividade biológica há décadas, apenas em 2016 a pesquisa finalmente culminou em uma clara compreensão desse fenômeno e rendeu a um biólogo celular japonês, Yoshinori Ohsumi, o Prêmio Nobel por suas contribuições. A palavra significa, literalmente, "comer a si mesmo", mas, como você lerá logo em seguida, não é tão horrível quanto parece. A autofagia é simplesmente a forma natural de o corpo reciclar e renovar suas partes para evitar doenças e disfunções. É um processo que foi conservado no código genético da vida por bilhões de anos. Então, sim, é anterior a nós, humanos. Seria muito bom se mantivéssemos nossa autofagia funcionando corretamente, e não consigo pensar em ninguém mais qualificado para apresentar essa mensagem importante para você do que James Clement. Nestas páginas, você aprenderá tudo o que precisa saber sobre autofagia e como maximizar a capacidade de seu corpo de reparar suas células até o DNA.

Conheci James em junho de 2009, quando li sua interpretação do genoma (por meio da Knome, a primeira empresa de sequenciamento completo de genoma voltada ao consumidor, que eu tinha acabado de fundar) no Harvard Club, em Boston. Mais tarde, ele doou seu genoma para o Projeto Genoma Pessoal de Harvard, no qual sou o pesquisador principal. Comecei o PGP em 2005, com o objetivo de criar um repositório público de genomas humanos que facilitasse a pesquisa em genômica pessoal e medicina personalizada. Queremos possibilitar que os cientistas conectem informações genéticas humanas com informações de características humanas e exposições ambientais. James foi um dos primeiros a participar, sendo a décima segunda pessoa no mundo a ter todo o seu genoma sequenciado. Adorei sua vontade de aprender o máximo que pudesse sobre a biologia humana e de ultrapassar os limites da vida saudável. Sabia que ele tinha sido advogado tributário no passado e, mais tarde, proprietário de uma microcervejaria e mestre cervejeiro, mas senti que havia encontrado sua vocação na pesquisa biomédica. Sou conhecido por apoiar os empreendimentos científicos de pessoas inovadoras e brilhantes de diversas origens e com especialidades inesperadas.

Em 2010, James me procurou com uma pergunta provocativa: podemos editar os genes em nossas próprias células-tronco para torná-las cada vez melhores e, assim, viver mais? Eu disse a ele que aquela era uma ótima ideia, mas que simplesmente não sabíamos quais genes permitem que as pessoas vivam mais tempo e com mais saúde. Ele voltou alguns meses depois com outra ideia que era impossível ignorar e que girava em torno de outra questão interessante: o que podemos aprender com todos os genomas de pessoas que permaneceram notavelmente saudáveis após os cem anos? (Acabamos nos concentrando em pessoas com 106 anos ou mais.) Eu me tornei a primeira pessoa a ingressar no conselho consultivo científico de seu "Supercentenarian Research Study" [Estudo de supercentenários], mais tarde ajudando-o a recrutar outros consultores, orientando-o e organizando gratuitamente o sequenciamento do genoma inteiro das últimas trinta e cinco amostras pela Veritas Genetics, uma empresa da qual havia sido cofundador. Motivado por sua urgência em encontrar respostas, James convenceu a mim e a seus investidores de que deveríamos disponibilizar esses genomas gratuitamente para pesquisadores do mundo todo. Até o momento, ele tem colaborado com mais de uma dúzia de instituições mundiais de primeiro nível, que agora analisam esse conjunto de dados para obter informações valiosas sobre o envelhecimento saudável. A partir daí, o projeto gerou outras pesquisas em sua organização sem fins lucrativos, na qual também estou envolvido, incluindo estudos cujo objetivo é estender radicalmente a longevidade saudável, acabar com doenças humanas, melhorar a cognição e o bem-estar humanos e permitir que atualizemos essas características biológicas que são importantes para nós.

Estou muito feliz por James se empenhar nessa missão de ensinar às pessoas como ter uma vida saudável e longa, mesmo que não tenham ganhado na loteria genética. Há anos encorajo James a escrever o livro sobre autofagia para pessoas comuns e seus médicos, para que todos possam discutir esse conhecimento. Neste livro prático, ele compartilha ideias sobre como retardar o envelhecimento e, possivelmente, revertê-lo, alternando entre a ativação da autofagia e do mTOR, dois processos celulares muito importantes que você aprenderá ao longo desta obra. Atualmente, esse é o melhor "interruptor" antienvelhecimento que conhecemos e já existe dentro de você. Esta é uma história fascinante sobre como ligá-lo e saber quando desligá-lo. As estratégias para fazer isso são fáceis, acessíveis e baratas.

James é um dos poucos pesquisadores que compartilham minha urgência em fazer as coisas rapidamente e ajudar a reduzir o sofrimento humano, possibilitando que as pessoas vivam muito mais de cem anos com uma saúde impecável. Alguns anos depois da criação do "Supercentenarian Research Study", quando estava se aproximando dos sessenta anos de idade, James me perguntou se eu achava que ele deveria se dedicar a um doutorado, completar sua base de conhecimento e se tornar um bom cientista. Respondi que ele já estava trabalhando em um projeto do qual a maioria dos alunos de pós-graduação faria qualquer coisa para participar, que estava lendo tantos artigos científicos por dia quanto era possível e, o mais importante, que não é um diploma que faz um cientista — publicar artigos científicos revisados por pares, sim. Ele seguiu meu conselho e continuou com o estudo, e a partir daí se abriu para outras áreas da pesquisa antienvelhecimento, sendo coautor de um número cada vez maior de artigos científicos e cumprindo minha previsão de que se tornaria um bom cientista.

Acho que *Vire a chave* torna a biologia complexa compreensível e até envolvente. Você vai aprender muito mais sobre si mesmo e, com sorte, aprenderá a gostar de biologia tanto quanto James e eu. A autofagia é um dos "códigos" de saúde do corpo e, quanto mais controlarmos seu poder, melhor estaremos.

George M. Church
Professor de genética, Harvard Medical School

Introdução

O interruptor

*A tragédia da vida é que envelhecemos cedo
demais e ficamos sábios tarde demais.*
— Benjamin Franklin

Há alguns anos houve um discreto avanço na ciência médica que ganhou destaque nos principais círculos científicos, mas, por algum motivo, chegou como apenas um sussurro à sociedade leiga. Deixe-me perguntar uma coisa: quando você pensa nos "segredos" para uma vida boa e longa, o que vem à sua mente? Aposto que pensa em controle de açúcar no sangue, peso saudável e boa forma física. Embora sejam metas muito apropriadas, deixam passar o ponto principal — são apenas um meio de desencadear um proeminente processo antienvelhecimento: a *autofagia*. É dessa forma que o corpo remove e recicla organelas* e partículas perigosas e danificadas, bem como patógenos,** das células, aumentando o sistema imunológico e reduzindo bastante o risco de câncer, doenças cardíacas, inflamação crônica, osteoartrite e transtornos neurológicos, como depressão ou até demência. A autofagia pode ser

---

* Qualquer uma de várias estruturas organizadas ou especializadas em uma célula viva.
** Micróbios antagônicos que podem causar doenças.

desencadeada quando um determinado complexo dentro das células chamado mTOR é *desativado*. Denominei esse complexo mTOR de interruptor.

Seu corpo é composto de trilhões de células,* a maioria das quais consiste em estruturas parecidas que realizam atividades semelhantes. Essas estruturas não são apenas semelhantes a outras células dentro de você, como também muito parecidas com as de todos os outros animais em nosso planeta, e bastante similares às bactérias, das quais evoluímos. As células estão sempre realizando milhares de reações químicas necessárias para se manterem vivas e saudáveis e, consequentemente, o corpo humano também. Essas reações químicas cultivam relações importantes e, muitas vezes, são conectadas por vários caminhos. O conjunto de reações químicas que ocorre dentro de uma célula é chamado metabolismo da célula. O complexo mTOR é um desses caminhos que ocorrem em quase todas as células. Praticamente todas as intervenções que prolongam a saúde e a expectativa de vida surtem efeito por causa de suas ações para suprimir esse interruptor. Grande parte deste livro detalha como essas várias intervenções, sobre algumas das quais você já deve ter ouvido falar, agem nesse caminho e acabam regulando esse importante interruptor, ativando periodicamente a autofagia no processo.

Pense nesse interruptor como um botão que controla a iluminação. Quando gira para um lado, aumenta a luz; para o outro, diminui. Embora nossa evolução faça com que esse interruptor biológico se mova continuamente entre o crescimento (mTOR) e o reparo (autofagia; e às vezes reparo por períodos prolongados), o estilo de vida dos humanos modernos o mantém constantemente voltado para o crescimento e raras vezes na direção do reparo. Quando estão em crescimento, esses caminhões de lixo celular param, e nossa capacidade de eliminar os detritos biológicos — enovelamento de proteínas, patógenos e organelas disfuncionais — não funciona. A palavra *autofagia* significa "autoalimentação" em grego e refere-se ao poderoso interruptor autolimpante do corpo que há na maioria das células. As informações sobre esse sistema interno vital de degradação são registradas há décadas,

---

* O número exato de células no corpo humano ainda é discutido entre cientistas. Apesar de ser um mistério, a maioria concorda que esse número esteja entre 30 e 40 milhões, sem contar as bactérias presentes em nosso corpo.

mas apenas nos últimos anos descobrimos como e por que ele funciona. Em 2016, a compreensão dos mecanismos da autofagia no corpo rendeu ao biólogo celular japonês dr. Yoshinori Ohsumi, do Instituto de Tecnologia de Tóquio, o Prêmio Nobel de Fisiologia ou Medicina. O trabalho dele desvendou o mecanismo da autofagia e levou a um novo paradigma na medicina, que está sendo visto como *a* descoberta do século XXI.

O PARADOXO DO SÉCULO XXI

Se você tem mais de 25 anos, a notícia não é muito boa: tecnicamente, você já está "envelhecendo". Não que já não estivesse envelhecendo desde o dia em que nasceu. Mas certos eventos biológicos giram as engrenagens duas décadas e meia após o nascimento, colocando-o, em termos físicos, na inevitável trajetória de decadência de sua vida. Os processos celulares mudaram, os hormônios do crescimento passaram para outro nível (afinal, você não vai ficar mais alto nem vai precisar comprar sapatos maiores), o metabolismo diminuiu um pouco, o cérebro se aproximou de sua formação estrutural final e seus músculos e massa óssea alcançaram um pico. Quando achar aquela primeira ruga, perder aquele brilho saudável depois de ficar acordado até tarde na noite anterior, perceber 10 kg a mais do que nos dias do ensino médio ou começar a apresentar sintomas como uma inexplicável falta de energia ou insônia, serão pistas externas que já estavam há muito tempo se desenvolvendo em algum lugar dentro de seu corpo. Não surgem da noite para o dia, ao contrário do que parece.

Vivemos tempos empolgantes para a saúde pessoal, graças à velocidade com que as tecnologias analíticas e de diagnóstico estão conquistando avanços científicos sobre o corpo humano. Instrumentos químicos, moleculares e óticos rústicos e caros usados no século XX deram lugar a ferramentas altamente precisas e acessíveis no século XXI. Tenho um laboratório cheio desses equipamentos, inexistentes em laboratórios particulares apenas algumas décadas atrás. Artigos sobre estudos bem organizados no campo da biologia e da medicina vêm sendo publicados a uma taxa exponencial. E estamos entrando rapidamente em uma nova era de controle dos riscos de doenças e da expectativa de vida. Como resultado, a compreensão da ciência sobre as atividades dentro de nossas células tem disparado. Na maioria das vezes, no entanto, essas importantes novas informações que deveriam impactar nossas escolhas em termos de estilo de vida e cuidados com a saúde são desconhecidas dos órgãos do governo responsáveis por essa área e dos médicos que cuidam de nós. Precisamos desse conhecimento para fazer escolhas conscientes relacionadas ao bem-estar. Embora doenças transmissíveis ou infecciosas ameacem nossa vida menos que em 1900, sofremos cada vez mais devido ao consumo excessivo de alimentos errados e a níveis reduzidos de atividades saudáveis. Mas essas doenças relacionadas à idade são amplamente evitáveis através de mudanças em nossa dieta, estilo de vida, uso de fármacos revolucionários e certos suplementos.

Em 2019, uma das revistas médicas de maior prestígio, *The Lancet*, publicou um estudo preocupante afirmando que agora uma a cada cinco mortes no mundo é causada apenas por dietas pouco saudáveis.[1] Isso não se deve à falta de acesso a alimentos bons e nutritivos. As pessoas comem muito açúcar, sal e carne, o que contribui para doenças cardíacas, câncer, diabetes e demência — as principais doenças da civilização do século XXI. Isso significa que 11 milhões de pessoas são eliminadas desnecessariamente do planeta a cada ano porque não consomem os alimentos certos. São mais mortes por más escolhas alimentares do que por tabaco ou pressão alta. O estudo levou em consideração idade, sexo, país de residência e status socioeconômico. As pessoas são afetadas por maus hábitos alimentares *apesar* desses fatores, o que significa que a dieta é a principal causa de doenças crônicas no mundo atual. Um fato vergonhoso, pois não precisamos mais procurar comida.

Esse estudo veio depois de outro dirigido pela Escola Gillings de Saúde Pública Global da Universidade da Carolina do Norte, que identificou a porcentagem de norte-americanos metabolicamente saudáveis.[2] A saúde metabólica é definida como aquela de níveis ótimos, sem o auxílio de medicamentos, em cinco fatores: glicose no sangue, triglicerídeos (gorduras no sangue), colesterol de lipoproteína de alta densidade (HDL, o "bom colesterol"), pressão arterial e circunferência da cintura. O estudo examinou dados da Pesquisa Nacional de Saúde e Nutrição de 8.721 pessoas nos EUA, entre 2009 e 2016, para determinar quantos adultos têm baixo risco *versus* alto risco de doença crônica. Os resultados, com base em um cálculo sofisticado, são que apenas 12,2%, ou um em cada oito norte-americanos, têm uma boa saúde metabólica. Outro dado vergonhoso, considerando que podemos controlar esses fatores.

E não são apenas as comidas erradas que estão nos matando; são os tamanhos das porções. Hoje em dia, os alimentos são projetados intencionalmente para o consumo excessivo. Estamos superalimentados e desnutridos. É um paradoxo moderno: podemos desfrutar de uma dieta mais saudável do que nunca, graças ao fácil acesso a uma grande quantidade de alimentos naturais nutritivos, além de práticas avançadas de agricultura e distribuição que nos permitem comprar, por exemplo, frutas e legumes frescos o ano todo. Mas, ao mesmo tempo, nossas dietas estão ficando menos saudáveis e perigosamente mais calóricas. Sofro ao ver alguém pedir um prato cheio de panquecas macias com bastante melado (feito com xarope de milho) acompanhadas por uma tira de bacon ou uma fatia de pizza. Sim, já testemunhei uma cena dessas, e o que vi foi um prato de diabetes com doença cardíaca de sobremesa. Todos merecem algo melhor.

Para piorar, também existe uma confusão enorme em torno do tema "dieta", o qual gera uma tremenda ansiedade nas pessoas que tentam diminuir a cintura e melhorar a saúde. Não é preciso procurar muito além das correntes baixo carboidrato *versus* baixo teor de gordura ou veganos *versus* carnívoros para ver as discussões. Somos bombardeados por mensagens confusas da mídia e por alegações dúbias feitas por fabricantes de alimentos. Não entra na minha cabeça como a nutrição se tornou uma discussão política e polarizada. A alimentação deveria ser uma fonte de alegria e sustento, não de medo e de doenças. Raramente pensamos na conexão entre o que comemos e o risco de desenvolver certas doenças. Sabemos que fumar causa câncer de pulmão, mas e que refrigerantes, *bagels* ou cheeseburgers aumentam nossas chances de desenvolver doença de Alzheimer, doenças cardíacas ou câncer de cólon? Não é uma relação tão óbvia.

A indústria moderna de processados e o marketing enganoso contribuíram para tornar os norte-americanos cada vez mais doentes. Mas tenho uma boa notícia: é possível mudar.

Um autodeclarado cientista cidadão

Cresci nos anos 1960 e 1970, um típico nerd viciado em ciências (especialmente ciência espacial ou neurociência) do Meio-Oeste dos EUA. Na faculdade, eu me formei em ciências políticas e psicologia (ênfase em neurofisiologia) e, em meu segundo ano, trabalhei em um projeto com um neurofisiologista que me rendeu a coautoria de um artigo publicado na *Science*. Depois de me formar, trabalhei por um ano com o presidente do Senado do Missouri e depois fui para a faculdade de direito. Em meu último ano no Hastings College of Law, em São Francisco, li e fiquei profundamente inspirado por *Life Extension: A Scientific Practical Approach* [Extensão de vida: uma abordagem científica prática], de Durk Pearson e Sandy Shaw. Minha esposa, que também era estudante de direito na época, me dissuadiu de mudar de carreira e me tornar biólogo molecular. No entanto, essa ambição continuou forte em mim pelas duas décadas seguintes. Depois de anos trabalhando com direito e, em seguida, abrindo e administrando várias empresas (incluindo uma cervejaria icônica perto do campus da Universidade de Cornell em Ithaca, Nova York, que atendia a professores e estudantes de pós-graduação), finalmente retomei esse sonho.

No início dos anos 2000, eu me envolvi no nascimento do movimento de extensão da vida. Fui voluntário em algumas organizações orientadas à longevidade e, mais tarde, dirigi a Associação Transumanista Mundial, organização dedicada a superar nossas limitações biológicas com a ajuda da tecnologia. Com o incentivo e o apoio de meu grande amigo Dan Stoicescu, cofundei a *h+ Magazine*, que dirigimos pelos anos seguintes, com R. U. Sirius como nosso editor. (O dr. Stoicescu tem doutorado em química medicinal e foi a segunda pessoa no mundo a comprar a sequência completa de seu próprio código genético e pagar o elevado preço de 350 mil dólares na época.) Com o encorajamento e o apoio de Dan, passei a maior parte de 2008 e 2009 participando de conferências médicas e de biotecnologia, visitando laboratórios de pesquisa com células-tronco, clonagem e terapia genética, e comecei a ler artigos científicos em diversas áreas relacionadas à manutenção da saúde e da longevidade. Tinha sido fisgado.

Em novembro de 2009, participei do primeiro Programa Executivo da Singularity University, uma incubadora de empresas orientada para o futurismo no Vale do Silício, criada por Peter Diamandis e Ray Kurzweil para resolver os problemas do mundo através da chamada tecnologia exponencial. As tecnologias exponenciais são aquelas que estão acelerando e moldando rapidamente as principais indústrias e todos os aspectos de nossa vida, como inteligência artificial (IA), realidade aumentada e virtual, ciência e medicina de dados, robótica e veículos autônomos. Diamandis e Kurzweil incentivam seus alunos a terem como meta ajudar 10^9 (um bilhão) de pessoas, em qualquer projeto escolhido. Decidi, então, que precisava concentrar meus esforços futuros em aumentar a expectativa de vida saudável para todos.

No início de 2010, montei o "Supercentenarian Research Study" para descobrir como indivíduos que viviam até os 105 anos evitavam doenças potencialmente fatais, como câncer, problemas cardíacos e distúrbios neurodegenerativos. Consegui o apoio de grandes cientistas, como George Church, da Harvard Medical School, e João Pedro de Magalhães, da Universidade de Liverpool, que continuam sendo consultores científicos de minha organização de pesquisa médica sem fins lucrativos. Nos anos seguintes, eu e um colega viajamos pela América do Norte e pela Europa coletando mais de sessenta amostras de sangue de indivíduos com 106 anos ou mais.

A partir de dezembro de 2009, comecei a ler por dia de cinco a dez artigos científicos relacionados à biologia do envelhecimento. Em junho de 2019, já tinha lido mais de 18 mil artigos. Em 2013, decidi mergulhar profundamente na ciência de restrição dietética (calórica e proteica), jejum (intermitente e prolongado) e dieta cetogênica (muito baixa em carboidrato), a qual eu mesmo comecei recentemente a experimentar. O que eu queria saber era o seguinte: o que causa os efeitos benéficos dessas dietas? Essas três práticas melhoram a saúde e a expectativa de vida por mecanismos semelhantes ou diferentes?

O livro se propõe a responder a essas perguntas, porque, depois de quinhentos artigos sobre o assunto, percebi que esse complexo intracelular chamado mTOR e o processo iniciado sempre que é desativado, chamado autofagia, podem ser o segredo para uma vida mais longa e saudável. Conforme descobri, mudar a direção desse interruptor metabólico é a principal razão pela qual a restrição calórica, o jejum intermitente e as dietas de baixíssimo carboidrato podem ser tão benéficos no prolongamento da vida. Li outros quinhentos artigos tentando encontrar furos nessa hipótese e, em dezembro de 2013, apresentei minhas descobertas a meus mentores, o dr. George Church, professor de genética da Harvard Medical School, e o dr. David Sinclair, amigo e outro professor famoso da mesma instituição. Ambos concordaram que eu estava no caminho certo e me incentivaram a seguir adiante com a pesquisa o máximo que pudesse. Foi David quem me incentivou a escrever este livro para compartilhar meu conhecimento com outros cientistas, profissionais médicos e o público. Enquanto isso, a literatura sobre mTOR e autofagia estava explodindo, e logo me vi envolvido em estudos enquanto continuava na trilha da extensão radical da vida. (Um adendo: sou o participante número 145 do Projeto de Genoma Pessoal da Harvard, e meu PGP ID é hu82E689. Quem tiver interesse pode fazer o download de meu genoma completo, mutações e dados de saúde no ende-reço https://my.pgp-hms.org/profile/hu82E689. Pausa para me gabar: fui a 12ª pessoa do mundo a ter o genoma inteiro sequenciado no início de 2010.)

Atualmente, lidero uma organização de pesquisa médica sem fins lucra-tivos chamada Betterhumans (https://betterhumans.org), focada no prolon-gamento da expectativa de vida humana saudável e na redução do risco de doenças. Também sou o pesquisador principal de vários ensaios clínicos em humanos aprovados pelo Conselho de Revisão Institucional e supervisiono meu próprio laboratório, que participa de vários experimentos antienvelhe-cimento e pesquisas. Desde que passei a dedicar minha vida ao estudo da extensão da vida, o número de meus projetos explodiu através de colaborações com alguns dos cientistas mais respeitados do mundo em laboratórios de alto nível em Harvard, Yale, Instituto de Pesquisa Scripps, UCLA, Universidade de New South Wales, Hospital Mount Sinai, Princeton e o centro médico da Universidade do Texas Southwestern.

Acredito que os avanços atuais na ciência médica levarão a uma extensão revolucionária da vida (viveremos bem além dos cem anos) e quero acelerar essa mudança o suficiente para que meus pais (com oitenta anos), meus amigos idosos e até os centenários e supercentenários maravilhosos e radiantes que conheci tenham a chance de viver por muito mais tempo, realmente saudáveis (como aos trinta anos). Não tenho dúvidas de que isso mudará a sociedade e não estou nem um pouco convencido — como alguns — de que o futuro da sociedade será distópico e malthusiano.

Também quero alcançar as gerações mais jovens. Agora sabemos que as pessoas na casa dos trinta e quarenta podem estar nos estágios iniciais do desenvolvimento de demência, câncer e doenças cardíacas, embora possa levar anos e, em alguns casos, décadas, para que elas ou seus médicos percebam isso. Com escolhas adequadas de estilo de vida, os indivíduos na casa dos cinquenta podem viver até os setenta, oitenta, no mínimo, e sentir como se ainda estivessem apenas na marca do meio século. Anteriormente, pensava-se que apenas de 65% a 75% da longevidade eram atribuíveis ao estilo de vida, sendo o restante puramente genético. Pesquisas mais recentes aumentam esse percentual para mais de 90%.[3] Para a maioria (que não tem a sorte de herdar genes supercentenários), isso é uma coisa muito boa, porque significa que a longevidade saudável está sob nosso controle, se pudermos desenvolver a autodisciplina e desejar alcançá-la.

Menos de 50% das pessoas que moram nos Estados Unidos hoje chegam em média aos 82 anos, e dois terços delas morrem de câncer ou doenças cardíacas, sendo que muitos da "metade sortuda" que conseguem passar dos 82 anos sucumbem à sarcopenia (perda de tecido muscular), à osteoporose (perda de densidade óssea), à hipertensão, à demência e à doença de Parkinson ou Alzheimer. Não precisa ser assim. Câncer, doenças cardíacas e Alzheimer ainda são raros em muitas partes "primitivas" do mundo, inclusive pequenas regiões de países modernizados. Nesses "oásis da longevidade", um número até três vezes maior de pessoas chega a cem anos ou mais, mantendo a memória e a boa saúde por muito mais tempo do que nós. Dizer que estou em uma missão para corrigir essa discrepância e trazer de volta a boa saúde e a longevidade aos que sofrem das "doenças da civilização" é pouco.

Atualmente, há vários testes clínicos em andamento no mundo sobre o tema central deste livro: como prolongar sua vida sem os supergenes de um supercentenário, mas, sim, alavancando o poder da autofagia, processo que deveria ocorrer diariamente em seu corpo e que provavelmente foi desativado — adormecido — por anos. Vou mostrar como ativá-lo novamente.

Sobre este livro

Nesta obra, vou explicar como uma expedição de pesquisa canadense da Universidade McGill até a remota Ilha de Páscoa nos anos 1970 levou às pistas iniciais desse importante interruptor celular. Mostrarei como a pesquisa científica sobre leveduras, vermes e moscas-da-fruta revela como o processo de autofagia é crucial para os benefícios de saúde e longevidade derivados de restrição calórica, jejum intermitente e exercícios. Você aprenderá como as linhagens de camundongos geneticamente modificados e os seres humanos com genes mutantes raros acabam protegidos contra câncer, doenças cardíacas, diabetes e doenças neurológicas, devido a esse mesmo interruptor autolimpante. Também explicarei por que a ciência da nutrição ainda não se atualizou com esses dados valiosos e por que dinheiro e política estão alinhados para continuar recomendando dietas que não são consistentes para a manutenção de sua saúde. (Até as populares dietas paleolíticas* e veganas têm problemas, como explicarei mais adiante.) Cada capítulo levará você ao que, espero, será um passeio fascinante por uma parte importante desse fenômeno biológico.

No fim do livro, darei uma estrutura geral a ser seguida para colocar as ideias em prática. Haverá momentos em que você não desejará a autofagia correndo a toda por seu corpo, e eu explicarei o porquê. As estratégias destinam-se simplesmente a imitar os processos naturais pelos quais os animais (incluindo os seres humanos) passam quando vivem no ambiente natural. Nossas modernas tecnologias e conveniências de agricultura e preservação de alimentos levaram paradoxalmente ao envelhecimento acelerado, devido à disponibilidade de quantidades ilimitadas de alimentos de rápida digestão, sobretudo açúcar (incluindo xarope de milho com alto teor de frutose), carboidratos simples e carnes de gado alimentado com grãos (com tipos errados de gorduras) e muitos laticínios (carregados de proteínas que mantêm o interruptor voltado apenas para a direção do crescimento). É preciso mencionar

---

* A dieta paleolítica, ou a dieta que imita como os humanos comiam durante aquela época de nossa evolução — de 2,6 milhões de anos atrás até o surgimento da agricultura, há cerca de 12.000 anos —, é em geral chamada simplesmente de dieta "paleo" nos dias de hoje. A partir de agora, neste livro, também irei chamá-la de dieta "paleo".

também a terrível falta de fibras em nossas dietas, que afeta a saúde do sistema digestório e de um conjunto de camaradas microbianos chamado microbioma. O intestino desempenha um papel enorme e subestimado no metabolismo e no que se refere ao risco de doenças. As informações contidas nesta obra têm o objetivo de ajudar a reverter essa aceleração do envelhecimento e nos colocar de volta em um caminho mais natural de consumo e exercício, que vai manter o interruptor (mTOR e autofagia) em equilíbrio e evitar as doenças relacionadas à idade que eram raras séculos atrás, mas são comuns agora.

Embora haja muito a ser aprendido nesse campo emergente, especialmente no que se refere ao estímulo e à otimização dessa atividade celular, a boa notícia é que você pode tirar proveito do que já descobrimos a partir de agora. Essas recomendações incluem o que fazer e o que não fazer em relação à nutrição, medicamentos, vitaminas e suplementos, além de opções gerais de estilo de vida. Algumas das recomendações são absolutamente surpreendentes. Quem diria que um pouquinho de certas toxinas poderia ser bom e que um tipo de oleaginosa específico mereceria todas as atenções? Quem diria que as versões populares da dieta paleo, que estão na moda hoje em dia, apresentariam o risco de aumento da taxa de açúcar no sangue, ganho de peso, estresse renal, lixiviação de minerais ósseos e estímulo a células cancerígenas?

Acredito, como muitos pesquisadores nesse campo, que o mecanismo que controla esse interruptor é uma das descobertas mais importantes da medicina moderna. A aplicação desse conhecimento em nossos hábitos diários pode "enquadrar a curva de mortalidade"*, ajudando as pessoas a envelhecerem sem passar pelos efeitos debilitantes e dispendiosos de muitas doenças. Espero que desvendar esse processo pouco conhecido também incentive os médicos a educar seus pacientes e incorporar essas informações em seus procedimentos de consulta e tratamento. E torço para que, aumentando a conscientização sobre esse campo limitado, mais cientistas estudem como

---

* "Enquadrar a curva de mortalidade" significa que o risco de morbidade de uma pessoa permanece baixo conforme ela envelhece e, em vez de se tornar cada vez mais frágil com a idade, a boa saúde dura até um pouco antes do falecimento. É assim que muitos supercentenários vivenciam a morte.

esse mecanismo biológico está envolvido e é afetado por seus próprios experimentos de pesquisa, e que haja mais investimento financeiro público e privado em futuras pesquisas.

1

Ilha de Páscoa e pacientes transplantados

A primeira vez que o conceito do interruptor me veio à mente foi quando estava lendo um artigo do professor Stephen Spindler, da Universidade da Califórnia, Riverside, sobre como a restrição calórica (RC) prevenia o câncer em ratos.[1] Era, provavelmente, o quinquagésimo artigo que eu devorava em 2013 sobre RC, jejum, cetogênese e longevidade, pois fiquei um pouco obcecado em descobrir como poderia ajudar meus pais a viverem mais de cem anos sem sofrerem nossos flagelos modernos — diabetes, doenças cardíacas e demência. Encontrei as dicas de sempre: evite alimentos refinados e processados, especialmente aqueles com excesso de açúcar, gordura e sal; pratique exercícios com frequência; durma bem; não fume; e não beba muito álcool. Mas também encontrei muito material nos confins da literatura científica sobre coisas de que nunca tinha ouvido falar e que eram ao mesmo tempo inquestionáveis e convincentes. Acredite ou não, existem evidências sólidas de que devemos dar prioridade a certas oleaginosas, que muita proteína pode ser prejudicial (e algumas proteínas específicas de origem animal são muito piores que outras), que comer várias pequenas refeições ao longo do dia não é o ideal, que certas vitaminas como a vitamina E podem *aumentar* o risco de câncer e que fumar um charuto muito de vez em quando pode realmente ajudar você a viver mais!

Encarar dados como esse só me fez querer ir mais longe e entender melhor o funcionamento do corpo e suas chances de permanecer jovem do ponto de vista celular. Então, um dia finalmente entendi: todas as pesquisas pessoais que eu havia realizado e todas as muitas páginas que tinha lido estavam apontando diretamente para o interruptor, um único mecanismo no corpo que aciona um processo enquanto desliga outro e vice-versa. Tecnicamente, o interruptor é um complexo de proteínas chamado mTOR, abreviação de Mechanistic (anteriormente conhecido como Mammalian) Target of Rapamycin [Alvo Mecânico ou Mamífero de Rapamicina]. Como mencionei brevemente na introdução, o mTOR é o interruptor que quase todas as células têm (exceto as células sanguíneas) e tanto pode ativar o modo de autolimpeza da célula ("autofagia"), livrando o corpo de materiais tóxicos e evitando câncer tanto quanto queimando gordura, ou pode permitir que o corpo produza mais proteínas, armazene tanta energia (glicose e gordura) quanto possível e construa mais células. (Às vezes, o que se quer mesmo é produzir mais proteínas, armazenar mais gordura e construir mais células — veja o capítulo 9 — sem excluir permanentemente o reparo celular e a autolimpeza.) Esses processos anabólicos, quando levados a um nível extremo, como fazem nossas práticas modernas de estilo de vida, podem desencadear doenças.

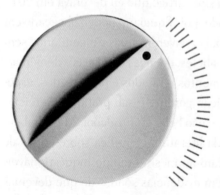

Limpeza da casa e queima de gordura (autofagia)

Armazenamento de gordura e desenvolvimento muscular (mTOR)

O R em mTOR representa, conforme mencionado, a rapamicina, um composto que, na verdade, é produzido por uma bactéria. Para obter uma compreensão completa do mTOR e colocar esse conceito de interruptor celular em uma perspectiva mais ampla, vamos fazer uma breve viagem ao passado. O início dessa história de detetive começa com uma invenção poderosa: o microscópio eletrônico.

Vendo o invisível

O desenvolvimento do microscópio eletrônico no início do século XX ajudou a desencadear muitas mudanças de paradigma na medicina. Em grande parte, foi possível graças ao advento das lentes eletromagnéticas. Usando lentes magnéticas para focar e direcionar feixes de elétrons, cujo comprimento de onda é até 100 mil vezes menor que as ondas de luz, esses microscópios podem ampliar em até 10 milhões de vezes. Eles nos permitem ver coisas invisíveis para microscópios normais, como bactérias, vírus e partículas celulares. Em 1955, Christian de Duve, um cientista da Universidade Católica da Lovaina, na Bélgica, e Alex Novikoff, um cientista da Escola de Medicina da Universidade de Vermont, usaram um microscópio eletrônico para detectar, pela primeira vez, barreiras semelhantes a membranas nas células que sequestram compostos e os digerem. De Duve chamou essa organela de *lisossomo*, que significa "corpo frouxo", para descrever suas propriedades digestivas e, em 1974, ganhou o Prêmio Nobel de Fisiologia ou Medicina por essa descoberta.

Em 1961, Keith Porter, pioneiro no uso do microscópio eletrônico no Instituto Rockfeller de Nova York, e seu aluno de pós-doutorado, Thomas Ashford, usaram um microscópio eletrônico para examinar células do fígado de ratos irrigadas com glucagon, hormônio produzido pelo pâncreas que, entre outras coisas, faz com que a glicose seja produzida pelo fígado e liberada na corrente sanguínea. Porter e Ashford ganharam o crédito de terem sido os primeiros cientistas a observar a autofagia, mas apenas décadas depois isso foi compreendido.

Um conto de dois hormônios

O hormônio glucagon é produzido pelas células alfa nas ilhotas de Langerhans no pâncreas.

A secreção de glucagon é estimulada pela ingestão de proteínas, por baixas concentrações de glicose no sangue (hipoglicemia) e por exercício. Isso é inibido pela ingestão de carboidratos.

A insulina é produzida pelas células beta nas ilhotas de Langerhans em resposta aos alimentos, especialmente carboidratos. Seu papel é diminuir os níveis de glicose na corrente sanguínea e promover o armazenamento de glicose na gordura, nos músculos, no fígado e em outros tecidos do corpo.

O glucagon é o yin, e a insulina, o yang. Radicalmente oposto à ação da insulina, o glucagon aumenta a concentração de glicose na corrente sanguínea, promovendo a quebra do glicogênio (a forma em que a glicose é armazenada no fígado e nas células musculares e gordurosas) e estimulando a gliconeogênese, que é a produção de glicose a partir de aminoácidos e glicerol no fígado. Ao aumentar a concentração de glicose na corrente sanguínea, o glucagon tem papel fundamental na manutenção das concentrações de glicose no sangue durante o jejum e o exercício.

Quando entra na corrente sanguínea em quantidades suficientes, a insulina, outro hormônio produzido pelo pâncreas, alerta as células para a presença de glicose na corrente sanguínea, para que as células dependentes de insulina possam trazer a glicose para queimar como combustível. Isso ocorre nas mitocôndrias das células. (Como descreverei mais adiante, as mitocôndrias são importantes organelas intracelulares que produzem energia.) A insulina e o glucagon estão intimamente ligados, mas geralmente funcionam como duas extremidades de um espectro, no qual a quantidade de glicose na corrente sanguínea é o fator decisivo que os ativa. Em níveis muito baixos, o glucagon é liberado para causar a produção de mais glicose. Quando alcança um nível suficientemente alto de glicose na corrente sanguínea, a insulina é liberada. Com os olhos de um microscópio eletrônico, Ashford e Porter foram capazes de observar certas membranas dentro das células que estavam em vários estágios de degradação, ou seja, quebradas. Eles também observaram que havia sido recentemente registrado na literatura médica que o glucagon produz um efeito de degradação nas proteínas através desse mesmo processo. No ano seguinte, lendo que os cientistas alemães tinham observado dentro das células essas pequenas estruturas especializadas e degradadoras de membranas, chamadas organelas, quando as células eram lesadas ou morriam de fome, De Duve cunhou o termo "autofagia" para descrever o processo de criação de membranas, sequestrando compostos e digerindo-os.

Foi só uma década depois que um dos principais mecanismos celulares envolvidos na desativação da autofagia, o mTOR, seria elucidado através de outra descoberta, encontrada acidentalmente no solo de uma ilha remota com apenas 23 quilômetros de comprimento e 11 de largura.

A DESCOBERTA DO INTERRUPTOR

A Ilha de Páscoa é uma pequena ilha vulcânica no sudeste do Pacífico originalmente colonizada pelos polinésios no primeiro milênio d.C. e chamada Rapa Nui pelos nativos (que significa "umbigo do mundo"). Fica a mais de 3.000 quilômetros da costa da América do Sul e a 1.800 quilômetros de seu vizinho polinésio mais próximo, a Ilha Pitcairn, onde amotinados do famoso navio da Marinha britânica HMS *Bounty* se esconderam no século XIX. Naquela época, os habitantes originais chegavam a 15 mil, mas, quando o explorador holandês Jacob Roggeveen descobriu a ilha no domingo de Páscoa de 1722, restavam apenas alguns milhares de polinésios. Para comemorar a data, ele a chamou de Ilha de Páscoa. Hoje, é um Patrimônio Mundial pertencente ao Chile e muito famosa por seus sítios arqueológicos, incluindo cerca de noventa estátuas monumentais chamadas *moais*, feitas por habitantes entre os séculos XIII e XVI.

Em 1972, pesquisadores canadenses da Universidade McGill coletaram amostras de solo na Ilha de Páscoa e descobriram o *Streptomyces hygroscopicus*, uma espécie bacteriana que expele um composto para impedir o crescimento de fungos competitivos e absorver o máximo de nutrientes possível. Os pesquisadores chamaram esse composto de rapamicina em homenagem ao nome nativo da ilha. Demonstrou-se que a rapamicina age de maneira semelhante a um antibiótico, com poderosos efeitos antibacterianos, antifúngicos e imunossupressores. O dr. Suren Sehgal, do Ayerst Research Laboratories, em Montreal, onde a rapamicina foi isolada naquele ano, observou que esse composto tinha atributos supressores de tumores e enviou uma amostra para o National Cancer

Institute (NCI).² A rapamicina se saiu tão bem em inibir várias linhas de células cancerígenas que o NCI a elegeu como um medicamento prioritário.

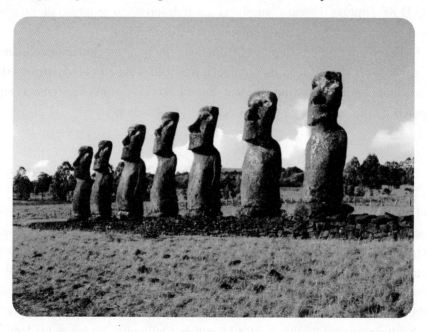

No início dos anos 1980, os laboratórios começaram a estudar a rapamicina e, na década seguinte, surgiram vários artigos científicos relatando seu efeito inibidor no crescimento celular em leveduras, moscas-da-fruta, lombrigas, fungos, plantas e, o mais importante para nós, em mamíferos. (Apenas em 1994 os cientistas finalmente descobriram a versão mamífero do TOR, graças ao trabalho de David Sabatini e seus colaboradores do curso de medicina da Universidade Johns Hopkins e do Memorial Sloan Kettering Cancer Center, em Nova York.)³ Em todos esses organismos, o mecanismo inibidor envolve a ligação às proteínas-alvo, coletivamente chamadas *target of rapamycin*, alvo da rapamicina (TOR). Simplificando, a rapamicina se liga ao TOR como uma chave a uma fechadura e, ao fazer isso, a atividade do TOR é reduzida. (Nota: com o objetivo de adiantar essa discussão, usarei o termo mais preciso "mTOR", com "m" significando "mecanicista", porque é assim que é tratado na literatura, e estamos falando principalmente sobre como o TOR atua em seres humanos.)

A descoberta da rapamicina, que levou à descoberta do mTOR, permitiu que os cientistas começassem a mapear os caminhos biológicos que levam à ativação ou, inversamente, à inibição do mTOR e aos efeitos resultantes. Uma dessas observações foi que, quando o mTOR era ativado, a autofagia era suprimida e, quando o mTOR era desativado, a autofagia era acentuada. Esse caminho controla, em certo sentido, se a célula está em fase *anabólica* (crescimento) ou se está em fase *catabólica* (limpeza da casa). Podemos pensar nas funções do mTOR como o *hub* central do sistema de sinalização da célula, o centro de comando e controle dela. Há uma razão para ele ter sido conservado através de 2 bilhões de anos de evolução: é um regulador central do crescimento e do metabolismo celular, um dos segredos de como o metabolismo celular — a vida — se orquestra dentro da célula. E é a essência do interruptor.

Hoje, a rapamicina é usada em pacientes transplantados para evitar a rejeição de órgãos e tornou-se um dos medicamentos investigados mais populares para o combate ao envelhecimento e ao câncer. Como prolongou a expectativa de vida de todos os seres vivos testados em laboratório, também está sendo pesquisada por sua capacidade de reduzir o risco de diabetes, doenças cardíacas, doenças neurodegenerativas, declínio do sistema imunológico e envelhecimento acelerado em geral. Atualmente, eu mesmo estou realizando uma série de testes clínicos para verificar se o uso intermitente em longo prazo (uma vez por semana) de rapamicina em idosos pode protegê-los de doenças relacionadas à idade. Inúmeros outros estudos estão sendo realizados no mundo para examinar os muitos efeitos positivos dessa substância na biologia humana. Vamos revisar algumas das principais conclusões, especialmente no que diz respeito ao prolongamento da vida.

RAPAMICINA E ENVELHECIMENTO

A descoberta do poder da rapamicina sobre os processos celulares começou com um enigma. Na década de 1990, Zelton Dave Sharp, farmacologista do Instituto Barshop para Estudos de Longevidade e Envelhecimento, da Universidade do Texas em San Antonio, estudava camundongos com uma condição peculiar chamada nanismo pituitário. Esses ratos não produzem hormônio do crescimento suficiente para o desenvolvimento normal devido a um defeito na glândula pituitária.[4] Embora tivessem um tamanho menor, os camundongos anões compensaram essa deficiência com impressionante longevidade. Eles viveram mais do que os ratos normais. Havia uma conexão? Como um erro genético que faz com que um animal seja anormalmente pequeno também prolonga anormalmente sua vida?

Avancemos para 1996, quando o biólogo molecular Michael Hall, do Biocentro da Universidade da Basileia, na Suíça, liderou uma equipe de cientistas que encontrou um novo caminho biológico no fungo que era controlado pelos alvos proteicos da rapamicina.[5] Eles descobriram que, quando usavam a rapamicina para bloquear essas proteínas no fungo, o efeito era o mesmo que ocorreria se o fungo tivesse morrido de fome. Além disso, o fungo era menor que as células normais e vivia mais. (Dr. Hall ganhou o Prêmio de Pesquisa Médica Básica Albert Lasker em 2017 por seu trabalho.) A descoberta de Hall despertou a imaginação científica de David Sharp. Ele se perguntou se o mTOR seria um "sistema de resposta de nutrientes", conectando restrição de dieta e restrição de fator de crescimento (fatores de crescimento são as substâncias necessárias para estimular vários aspectos da função celular, como proliferação, diferenciação e sobrevivência). Assim, previu que os ratos viveriam muito tempo se ingerissem rapamicina. Foi aí que surgiu o enigma: como uma substância usada por décadas para amortecer o sistema imunológico simultaneamente prolongaria a vida?

Mas Sharp estava interessado e não abandonou suas indagações, tendo, no fim, um papel importante no estabelecimento dos dados que exemplificaram esse profundo dilema. No começo dos anos 2000, estudos demonstraram que a rapamicina podia prolongar a vida de vermes e moscas-da-fruta.[6] Além de Sharp, outros pesquisadores também indicaram que a sinalização do mTOR foi infrarregulada em ratos anões. "Sinalização" refere-se simplesmente à cadeia de efeitos, ou processos de comunicação, entre moléculas ou células; "infrarregulada" significa essencialmente que a sinalização está oculta. O que se seguiu foi uma colaboração entre Sharp, Randy Strong, investigador principal do Programa de Testes de Intervenções no Envelhecimento do Instituto Nacional, e David Harrison, cientista do Jackson Laboratory em Bar Harbor, no Maine. O trabalho deles resultou em um estudo de referência em ratos que identificou a rapamicina como o primeiro fármaco com potencial de prolongar a expectativa de vida dos mamíferos. O estudo foi publicado na prestigiosa revista *Nature* em 2009 e incluiu cerca de uma dúzia de colaboradores de várias instituições nos Estados Unidos.[7]

O design e o escopo desse estudo tornaram os resultados ainda mais convincentes. Enquanto um grupo de pesquisadores criou os ratos para serem usados nos experimentos, outro trabalhou na preparação da rapamicina. Cada laboratório criou seu próprio grupo, a partir de um estoque original fornecido pelo Jackson Lab, que ajudou a descartar a possibilidade de que o medicamento poderia funcionar simplesmente apenas para um grupo de ratos. Originalmente, a terapia começava quando os ratos tinham cerca de quatro meses de idade (adultos jovens), mas a quantidade de rapamicina necessária para sustentar os níveis requeridos no sangue dos ratos acabou sendo proibitivamente cara, já que a maior parte da substância era destruída no estômago antes mesmo de chegar aos intestinos, onde poderia ser absorvida. Eles, portanto, se propuseram a encontrar uma maneira de reduzir o custo, fazendo com que a rapamicina sobrevivesse aos ácidos estomacais. Quando esse consórcio de pesquisadores resolveu o problema microencapsulando a rapamicina em um revestimento de polímero que só se desintegra no intestino dos ratos, os animais já estavam muito mais velhos. Em vez de criar um grupo totalmente novo de ratos para o experimento, os investigadores decidiram continuar e ver o que acontecia quando dessem a rapamicina a camundongos idosos (vinte meses), o equivalente humano a aproximadamente setenta anos.

A suplementação dos ratos com rapamicina resultou em um aumento de 9% na expectativa de vida dos ratos machos e de 14% nas fêmeas. Essa experiência demonstrou pela primeira vez que um medicamento aumenta a longevidade de um mamífero. Anteriormente, a expectativa de vida em camundongos havia sido aumentada apenas por restrição calórica ou manipulação genética.

Temendo que a rapamicina pudesse interferir na produção de DNA mitocondrial ou nos níveis de proteína, Harrison integrou uma equipe que posteriormente testou o fármaco em ratos e examinou as mitocôndrias em seus músculos esqueléticos.[8] Não encontraram mudanças consistentes nesses níveis e também registraram que os ratos tratados tiveram uma resistência na esteira igual à dos controles — uma boa indicação de que suas mitocôndrias estavam funcionando tão bem quanto nos ratos não tratados.

Em 2012, o dr. Harrison e o consórcio de pesquisadores do estudo anterior de 2009, dessa vez incluindo o dr. Wilkinson, patologista do Animal Care & Use Program da Universidade de Michigan, deram rapamicina com revestimento entérico a ratos dos nove até os 22 meses de idade (antes da morte de qualquer rato de controle ou alimentado com rapamicina) e comparou-os com ratos jovens (quatro meses) para ver como esses ratos de 22 meses tinham envelhecido.[9] Os resultados mostraram que ratos tratados com rapamicina tiveram desenvolvimento tardio de vários tipos de doenças relacionadas à idade, como alterações degenerativas no fígado, no coração e nas articulações. Em suas conclusões, os pesquisadores chegaram a sugerir que a rapamicina também tinha efeitos anticancerígenos. Eles escreveram: "A rapamicina pode retardar vários aspectos do envelhecimento e também ter um efeito antitumoral direto". Também sugeriram que os efeitos anticancerígenos poderiam ter sido apenas um resultado automático do atraso no envelhecimento, e não um efeito direto.

Como já foi dito em pesquisas biomédicas, os resultados inovadores só são úteis e informativos quando podem ser repetidos por outros cientistas. Em 2009, um grupo independente liderado por Chong Chen na Divisão de Imunoterapia da Universidade de Michigan também mostrou o aumento da expectativa de vida em ratos idosos expostos à rapamicina.[10] Uma cria de camundongos diferente da utilizada no estudo do Instituto Nacional do Envelhecimento (NIA, do inglês National Institute on Aging) foi tratada com rapamicina todos os dias durante seis semanas a partir dos 22 meses de idade. Nas trinta semanas seguintes, constatou-se que a sobrevida deles aumentou significativamente, em comparação com os controles injetados com placebo. Também foi provado que esse protocolo de tratamento melhora a função de certas células-tronco nos ratos idosos e melhora as respostas à vacina contra influenza, protegendo-os de uma infecção potencialmente letal.

Quando o grupo liderado pelo NIA repetiu seu experimento usando uma dose de rapamicina três vezes maior que a do experimento anterior, conseguiram aumentar a expectativa de vida média dos camundongos machos em impressionantes 23%, e das fêmeas em 26%.[11] Isso é bastante significativo.

34 *James W. Clement com Kristin Loberg*

Agora, os pesquisadores expandiram o estudo dos efeitos sobre a expectativa de vida da rapamicina para outras espécies animais. Por exemplo, uma colaboração atual entre o Instituto de Pesquisa sobre Envelhecimento Saudável e Longevidade da Universidade de Washington e a Faculdade de Medicina Veterinária da Universidade A&M do Texas está estudando os efeitos da rapamicina em cães.[12] Ainda não se sabe se a substância prolonga a expectativa de vida ou a expectativa de saúde dos animais, mas os cientistas já registraram descobertas interessantes, como melhorias mensuráveis na função cardíaca após dez semanas com o fármaco. Kate Creevy, da Texas A&M, é diretora médica do Dog Aging Project[13] e, para continuar sua pesquisa, espera que o medicamento receba uma aprovação regulatória para o uso em animais de estimação mediante testes clínicos apropriados. Estudos como esse revelarão como a substância também pode ajudar os seres humanos. Os cães podem ser melhores representantes do que outros animais de laboratório, porque são mais geneticamente diversos. Também devo dar crédito a Mikhail Blagosklonny, cientista que no momento atua no Centro de Câncer Roswell Park, em Buffalo, Nova York, com foco na extensão da vida e na prevenção do câncer. Ele contribuiu bastante para estabelecer a importância da rapamicina e do mTOR na literatura científica. Seu artigo de 2006 foi um dos primeiros a afirmar que "o envelhecimento é um processo de doença causado por um mTOR hiperativo".[14]

O que falta em toda essa pesquisa inovadora, porém, é um entendimento biológico dos bastidores de como a rapamicina prolonga a expectativa de vida. O que ela, realmente, faz para prolongar a vida? Como funciona? Parte do problema vem do fato de que a trajetória de ação da rapamicina está envolvida em múltiplos processos bioquímicos. Seu alvo, mTOR, é um grande complexo proteico localizado no citoplasma da célula, bem ao lado do núcleo. Opera em estreita comunicação com o núcleo, sentindo o que está acontecendo dentro da célula e depois sinalizando ao núcleo como responder. O mTOR é usado em inúmeras atividades no corpo inteiro: no sistema nervoso, nos músculos e em todos os órgãos. Portanto, provocar os mecanismos exatos de seus efeitos no processo de envelhecimento é um enorme desafio. Sem dúvida, pesquisas futuras resolverão isso.

Embora os ensaios clínicos em humanos para uma longevidade saudável sejam difíceis de financiar, os estudos sobre os vários benefícios que a rapamicina proporciona à saúde dos humanos (principalmente reduzindo vários riscos de doenças) estão ganhando força. Há muito em jogo aqui para ignorar. Neste momento, mais de 1.300 testes clínicos estão sendo realizados com rapamicina, de doença de Crohn, passando por câncer, até Alzheimer. Um fármaco utilizado no início principalmente em pacientes transplantados mostra-se promissor para ajudar muitas outras pessoas. Talvez possamos usá-lo para "transplantar" as forças internas que arriscam encurtar a vida.

Bom, eu posso ter dado a entender que a rapamicina é uma verdadeira fonte da juventude. Devemos tomar esse medicamento para prolongar a vida? Não necessariamente. Mas o que queremos é controlar seu poder no corpo: a autofagia.

Se a rapamicina pode reduzir o risco de doenças degenerativas e promover a saúde, por meio da autofagia, o que exatamente é autofagia e como funciona?

2

Caminhões de lixo e usinas de reciclagem

Como sabemos, a obesidade se tornou um grande problema em boa parte do mundo, especialmente nos países mais desenvolvidos em que prevalece a dieta ocidental. As taxas de obesidade quase triplicaram desde 1975 e ultrapassam fronteiras — é uma pandemia em todos os países industrializados, em todas as faixas etárias e nas áreas urbanas e rurais. A verdade é que, se a sabedoria popular diz que a urbanização impulsionou a epidemia de obesidade nas últimas décadas, novas pesquisas em larga escala provam o contrário. Moradores de áreas rurais estão ganhando peso a uma taxa mais rápida do que os da cidade grande, tornando-se os principais responsáveis por essa praga moderna. E, apesar dos trilhões de dólares gastos em pesquisa e desenvolvimento de remédios, o risco de desenvolver câncer, doenças cardíacas e Alzheimer continuou aumentando e parece estar associado a um excesso de peso perigoso (a doença de Alzheimer costuma ser chamada clinicamente de diabetes tipo 3).

Todos os materiais que li afirmaram que essas doenças também estavam relacionadas ao envelhecimento e pouco atingiam os jovens. No entanto, quanto mais aprendia, mais percebia a complexidade do problema. E duas coisas não saíam da minha cabeça: a primeira foi que os pesquisadores descobriram há quase oitenta anos que tanto a RC quanto o jejum intermitente (JI) prolongavam muito a vida dos animais testados, muitas vezes por reduzir a vulnerabilidade deles ao câncer e às doenças cardíacas. As dietas cetogênicas (com baixo carboidrato), amplamente utilizadas no tratamento de doenças neurológicas, mostraram benefícios anticancerígenos e cardíacos semelhantes, embora tenham sido investigadas muito menos que a RC ou o JI. A segunda foi que já tinham sido descobertas em supercentenários duas variações incomuns de genes que pareciam protegê-los de doenças. Esses genes (FOXO3 e IGF-1) foram afetados por essas dietas e estavam ligados aos efeitos do açúcar no sangue e da insulina.

Então me aprofundei nos dados científicos, aprendendo o máximo possível sobre restrição calórica, jejum intermitente e dietas cetogênicas. Queria muito saber se essas dietas funcionavam a partir do mesmo mecanismo ou se seguiam meios diferentes. Após três meses de leitura de mais de quinhentos artigos científicos, finalmente me ocorreu que todos os artigos que eu estava lendo sobre prolongamento da vida, genes para prevenção de doenças, terapias, medicamentos, vitaminas/suplementos, estilos de vida etc. tinham uma coisa em comum: desativavam o mecanismo celular mTOR e, assim, aumentavam o processo de autofagia. Passei outros três meses lendo mais seiscentos trabalhos focados em mTOR e autofagia e confirmei a suspeita. O principal meio, mas não exclusivo, de ativar a autofagia era bloquear o efeito que a insulina e um fator-1 de crescimento semelhante à insulina (também conhecido como "IGF-1") tinham em manter o mTOR ativado e a célula presa ao modo de "produção".

Neste capítulo, examinaremos mais de perto o processo de autofagia — o mecanismo destrutivo natural, habilmente controlado, da célula que desmonta componentes desnecessários ou disfuncionais, como organelas defeituosas, proteínas enoveladas e patógenos. Como já defini, é o processo pelo qual seu corpo se desintoxica, se autorrepara e se regenera continuamente. Algumas das substâncias resultantes da degradação são reutilizadas para produzir novas proteínas, algumas das quais podem entrar na produção de novas organelas, como as mitocôndrias. Cada vez mais, os pesquisadores atribuem à autofagia um papel importante em muitos processos biológicos desde o momento da concepção. Ela afeta o desenvolvimento, o envelhecimento e a imunidade. Sua disfunção parece ser a culpada de doenças diversas, como doenças inflamatórias, câncer e neurodegeneração, que contemplam enfermidades como

Parkinson e Alzheimer. Embora o termo "autofagia" tenha sido cunhado há meio século por Christian de Duve para descrever o processo usado pelas células para decompor e reciclar seus componentes, até pouco tempo atrás os cientistas não tinham descoberto todas as partes móveis desse processo. Não é surpresa que o campo da autofagia esteja crescendo imensamente para incluir cientistas de "todos os sabores", como a bióloga do câncer Kay Macleod, do Departamento de Câncer Ben May da Universidade de Chicago, diz.[1] Todo mundo quer entrar no jogo.

Embora a autofagia seja um processo complexo que desempenha diversas funções no corpo, ajuda pensar que é simplesmente o programa de reciclagem inato do corpo, um processo de faxina intracelular. A autofagia nos torna máquinas mais eficientes, eliminando as peças defeituosas, promovendo o metabolismo saudável, interrompendo os crescimentos cancerígenos e prevenindo distúrbios metabólicos como obesidade e diabetes. Isso significa que, ao impulsionar o processo de autofagia de seu corpo, diminui a inflamação (um conceito importante que definirei mais adiante) e o processo de envelhecimento, reduz o risco de certas doenças e otimiza a função biológica.

ANATOMIA DA AUTOFAGIA

A vida é um ciclo contínuo de destruição e construção. Mesmo na química mais simples, em que as moléculas são separadas e reorganizadas para formar novos compostos, essas atividades abrangem a formação, o crescimento, a manutenção e a replicação da célula. Elas controlam células individuais e organismos multicelulares, desde os fungos até o corpo humano. Perturbe demais o funcionamento de qualquer parte dessa operação, seja a destruição ou a construção, e o processo da vida se tornará disfuncional e, se não for corrigido, vai acabar.

Como você já aprendeu, a autofagia é uma ação biológica essencial em que a destruição é utilizada dentro da célula para que seus componentes possam ser descartados ou reciclados no processo de construção. Os compostos ou partes da célula que são "etiquetados" ou marcados como defeituosos porque não se encaixam em um determinado modelo (por exemplo, estão danificados, são disfuncionais ou estão desenovelados) se tornam alvos da autofagia. Embora não seja necessário conhecer todos os termos técnicos de sua composição celular, quero que tenha uma ideia de como a autofagia funciona, e isso implica compreender alguns conceitos biológicos fundamentais.

Os eventos celulares durante a autofagia seguem estágios distintos. Primeiramente, um precursor da vesícula, conhecido como *fagóforo*, é formado. Trata-se de uma pequena membrana em forma de copo ou lua crescente que pode varrer o conteúdo celular à medida que amadurece e se transforma em uma estrutura de membrana dupla esférica chamada *autofagossomo*. Imagine uma estrutura semelhante ao Pac-Man que começa a engolir detritos celulares que, de outra maneira, poderiam sujar a célula, contribuir para processos inflamatórios e causar várias doenças. A inflamação é o denominador comum em todos os tipos de doenças crônicas, de diabetes e doenças cardíacas a distúrbios autoimunes, demência e câncer. Em pequenos episódios esporádicos, a inflamação é a ferramenta de sobrevivência do corpo para responder a lesões ou combater infecções. Mas muitas pessoas evitam a inflamação crônica, algo de que o corpo não gosta. Tudo o que alimenta a inflamação crônica pode levar a essas doenças cuja origem é a inflamação. É por isso que os detritos celulares precisam ser limpos antes que esses caminhos inflamatórios se ativem.

O autofagossomo é como um saco de lixo ou "caminhão", que depois se funde com outra vesícula esférica, o lisossomo, que contém enzimas para quebrar ("digerir") vários tipos de biomoléculas. Os lisossomos são comparáveis às usinas de reciclagem, encarregadas de descartar os resíduos e reutilizar os componentes trazidos pelos caminhões de lixo. Os produtos que sobram das ações do lisossomo são liberados no citoplasma, onde podem ser reutilizados pela célula. O citoplasma é a área dentro de uma célula que está fora do núcleo. Esses produtos que sobram incluem nucleotídeos, aminoácidos, ácidos graxos livres e açúcares que podem ser usados para a síntese de proteínas ou oxidados através da cadeia de transporte de elétrons mitocondriais para produzir energia na forma de ATP (trifosfato de adenosina). A única coisa que você precisa lembrar sobre o ATP é que, além de ser uma molécula complexa com um nome igualmente complexo, fornece às células a energia de que elas precisam para realizar seu trabalho. O ATP é nosso gás celular para contrair e relaxar os músculos, ativar os neurônios e conduzir reações bioquímicas necessárias para a sobrevivência. Sem a capacidade de produzir ATP, morremos.

Esse processo de reciclagem de proteínas e lipídios ajuda a célula a sobreviver em condições de inanição. Na verdade, a ciência agora diz que é a autofagia que realmente regula a função das mitocôndrias de nossas células. É importante entender esse conceito porque as mitocôndrias são realmente "poderosas" de maneiras que a maioria das pessoas não percebe. As mitocôndrias são organelas (mais uma vez, pequenas estruturas especializadas) presentes em todas as células (exceto os glóbulos vermelhos) e são a fonte do ATP. Elas usam oxigênio dentro da célula para converter energia química de alimentos (por exemplo, glicose) em energia de uma forma que a célula possa usar. Simplificando, elas agem como fornos quando transformam glicose em ATP: "queimam" (usam) oxigênio e liberam dióxido de carbono e água. Como geram a maior parte do suprimento de ATP da célula, costumam ser chamadas de usina da célula. Têm seu próprio DNA, e acredita-se que sua origem tenha sido as chamadas proteobactérias antigas. Em outras palavras, já foram organismos unicelulares que viveram livremente na Terra, mas enfim estabeleceram residência em nossas células e nos proporcionaram a habilidade de produzir uma nova fonte de energia química.[*]

O corpo humano contém 10 trilhões de células, com uma média de cem mitocôndrias por célula. As mitocôndrias saudáveis são fundamentais para a saúde e a prevenção de doenças. As mitocôndrias danificadas e disfuncionais estão ligadas a todas as doenças imagináveis, de transtornos do espectro autista a doenças cardíacas, diabetes, câncer, demência e envelhecimento acelerado. O objetivo não é apenas estimular a biogênese para aumentar os números mitocondriais. É preciso também remover as mitocôndrias danificadas por meio da autofagia.

---

[*] A origem e a evolução das mitocôndrias merecem um livro próprio. Elas apareceram há mais de 1,45 bilhão de anos — muito antes do surgimento dos humanos no planeta. As mitocôndrias se apresentam de várias formas em várias espécies multicelulares, incluindo as plantas. Muito antes da evolução dos mamíferos, inclusive dos humanos, as mitocôndrias faziam parte de nossa biologia para gerar a energia que sustentava a vida. Também estão envolvidas com muitas outras funções celulares, mas não entraremos em detalhes, pois são tangenciais à nossa conversa.

Nos últimos 25 anos, os pesquisadores detalharam os reguladores moleculares do processo de autofagia, que é primorosamente controlado por caminhos de sinalização diferentes. A seguir, a representação visual mostra a autofagia em ação à medida que detritos celulares e materiais tóxicos são varridos pelo processo de obliteração e reciclagem.

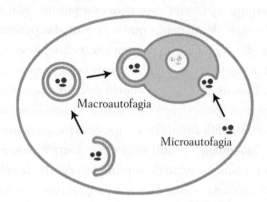

Quantas e quais partes da célula podem ser "comidas" sem causar morte celular? Os cientistas levantaram a hipótese de que o nível de autofagia e o que exatamente é obliterado ou reciclado deve ser rigorosamente gerenciado para garantir a saúde da célula e impedir que ela morra. Por exemplo, quando há muitos nutrientes, o nível de autofagia deve ser baixo, mas a autofagia deve aumentar com a fome. Nos mamíferos, a autofagia não é apenas induzida pela fome, mas também por estímulos biológicos, como fatores de crescimento e hormônios, bem como por infecção. Em geral, a autofagia é usada para varrer componentes não específicos, mas também pode degradar seletivamente organelas danificadas, inclusões patogênicas ou bactérias invasoras. Portanto, a autofagia provavelmente evoluiu na história da vida na Terra como um escudo contra diversos efeitos da fome celular e, antes disso, provavelmente servia como uma defesa imunológica primitiva. Tem agora um duplo dever: preservar a vida sob condições perigosas de fome e invasão.

Em condições normais, o processo de autofagia ocorre o tempo todo, se uma célula estiver morrendo de fome ou não, porém em um nível basal, ou fundamental e mínimo. Isso remove proteínas e organelas danificadas para evitar prejuízos às células. No entanto, sob estresse (por exemplo, fome, ausência de fatores de crescimento para estimular a proliferação celular ou falta de oxigênio), o conjunto de participantes no processo de autofagia (fagossomos) aumenta. As moléculas intracelulares são digeridas para fornecer os nutrientes de que a célula precisa para viver. A autofagia prolongada pode levar à morte celular quando muitas proteínas e organelas essenciais à sobrevivência da célula são degradadas. Claramente, é preciso encontrar um equilíbrio que provavelmente envolva uma interação complexa da bioquímica em estudo hoje em dia. Uma das razões para a relação entre morte celular e autofagia ser de grande interesse para os pesquisadores é a hipótese de que a autofagia pode ajudar a tratar alguns dos males mais temidos, como câncer, e doenças neurodegenerativas, como Alzheimer, devido à sua capacidade de controlar a morte celular. Em outras palavras, a autofagia pode atuar como uma arma terapêutica, protegendo as células saudáveis e removendo as prejudiciais.[2]

GUARDIÃ DO GENOMA

Um dos primeiros estudos a registrar uma ligação entre autofagia e doença aconteceu em 1999. Foi quando Beth Levine e seus colaboradores da Faculdade de Médicos e Cirurgiões da Universidade de Columbia mostraram que os tumores se desenvolvem após a exclusão de uma das duas cópias do gene Beclin 1 da célula.[3] O Beclin 1 é uma versão em mamífero do gene da levedura ATG6, necessário para a autofagia. Na verdade, de 40% a 75% dos cânceres esporádicos de mama e ovário não têm uma cópia de Beclin 1. Nos estudos de Levine, ela aumentou a expressão de Beclin 1 em células cancerígenas humanas e testemunhou mais autofagia. Quando essas células foram injetadas em um modelo de camundongo, eles desenvolveram menos tumores. Em outro conjunto de estudos, Eileen White e seus colaboradores da Universidade de Medicina e Odontologia de Nova Jersey (atualmente a Escola Rutgers de Ciências Biomédicas e da Saúde) descobriram que a autofagia protege contra danos no DNA.[4] Quando inibiram a autofagia em modelos experimentais de camundongos, observaram mais anormalidades cromossômicas, que normalmente estão associadas à formação de tumores. O fato de a autofagia conseguir limitar o dano ao DNA e a instabilidade cromossômica levou os cientistas a chamá-la de "guardiã do genoma".

Essas descobertas levaram cientistas do mundo todo a estudar as diversas funções fisiológicas da autofagia. Os pesquisadores foram capazes de observar como a autofagia promove a longevidade e beneficia os sistemas do corpo, desde o sistema nervoso e o sistema imunológico até o circulatório e o metabolismo em geral. Atualmente, existem mais de 40 mil referências no PubMed (o banco de dados do governo dos EUA para artigos científicos de ciências da vida e biomédicos) sobre autofagia, e várias descobertas recentes associaram esse processo celular a doenças imunológicas e metabólicas. A pesquisa foi tão impressionante que a autofagia está agora sendo considerada um centro de gravidade para prevenir doenças como câncer, neurodegeneração, enfermidades cardíacas, diabetes, doenças hepáticas, autoimunes e infecções. Na verdade, existem alguns tipos diferentes de autofagia, mas a que acabei de descrever é a principal que o corpo usa para manter-se limpo e organizado.

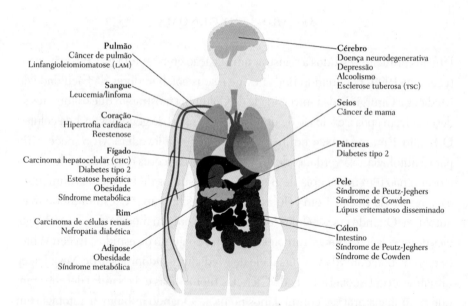

Doenças relacionadas ao mTOR desregulado e órgãos afetados correspondentes. As doenças foram relacionadas ao mTOR desregulado tanto por meio de amostras clínicas de pacientes humanos quanto por fatores de sinalização de interrupção dos genes do mTOR em roedores. Para fins de simplificação, apresentamos as doenças que acometem os órgãos mais comumente afetados. As síndromes tumorais levam ao crescimento de tumores benignos em múltiplos órgãos.

Como sugeri no capítulo 1, não somos a única espécie a se beneficiar da autofagia. O processo foi conservado ao longo da evolução em muitas plantas e animais, incluindo leveduras, fungos, vermes e moscas. Muito do que sabemos sobre o processo veio do estudo de leveduras, camundongos e ratos. Pelo menos 32 genes diferentes relacionados à autofagia foram identificados por estudos de triagem genética. O que também sabemos é que ele está no cerne dos mecanismos de sobrevivência. É muito importante para a resposta a ameaças sérias à nossa vida, principalmente à fome e ao estresse — e isso é verdade em muitas espécies. Portanto, não é de surpreender que, para estimular as propriedades antienvelhecimento e de prevenção de doenças desse processo, é necessário empregar essas forças gêmeas no corpo, fome e estresse, de forma muito sutil. E há maneiras de fazer isso dentro de parâmetros saudáveis.

OS EFEITOS ESTIMULANTES DA AUTOFAGIA

- Recicla proteínas, organelas e outros componentes celulares, enquanto protege contra proteínas malformadas e defeituosas que podem contribuir para inúmeras amiloidoses, como no caso do Alzheimer. O amiloide é uma proteína que pode crescer de forma anormal em certos tecidos do corpo. Vem há muito tempo sendo associado a falhas cerebrais em pacientes com Alzheimer.
- Fornece às células ingredientes moleculares vitais e energia.
- Regula as funções das mitocôndrias das células, que ajudam a produzir energia.
- Protege diversos sistemas do corpo para otimizar a funcionalidade e evitar danos a tecidos e órgãos saudáveis. No sistema nervoso, incentiva o crescimento do cérebro e dos neurônios — o que melhora a função cognitiva, a estrutura cerebral e a habilidade do cérebro de se reconectar e se reformular em novos meios ("neuroplasticidade"). No coração, permite o

crescimento de células cardíacas e previne doenças. No sistema imunológico, ajuda a eliminar possíveis danos patogênicos.

- Atua como "guardiã do genoma", protegendo a estabilidade do DNA e dos cromossomos e potencialmente prevenindo doenças neurodegenerativas e câncer.

A autofagia explica:

- Por que o câncer e as doenças neurológicas aumentaram muito durante o século XX.
- Por que o Alzheimer é chamado de diabetes tipo 3.
- O que as zonas azuis como Okinawa e monte Atos têm em comum e por que seus moradores vivem mais e com saúde (ver capítulo 4).
- O que as baleias-da-groenlândia e os ratos-toupeiras-pelados têm em comum que os protege do câncer (ver capítulo 8).
- O que os supercentenários e o nanismo Laron do Equador têm em comum que os protege do câncer (veja o próximo capítulo).
- Por que as alterações de apenas um gene têm um efeito tão forte na expectativa de vida.
- Por que certos medicamentos como a rapamicina, a metformina, o resveratrol, a melatonina e muitos outros que imitam os efeitos da restrição calórica atuam no antienvelhecimento.
- Por que certos antioxidantes, como a vitamina E, aumentam o risco de câncer (ver capítulo 8).

INDUZINDO A AUTOFAGIA NATURALMENTE

Se a autofagia é a melhor máquina desintoxicante do corpo para uma vida longa e saudável, certamente queremos promovê-la. E, como acabei de afirmar, é possível fazer isso colocando estressores saudáveis no corpo para impulsionar os processos autofágicos. Veja como você fará isso através de dois limiares principais:

Dieta

Dieta rica em gordura e fibras, pobre em carboidratos e com pouca proteína. Diga adeus aos carboidratos e açúcares refinados e olá a um grupo de gorduras saudáveis e vegetais fibrosos. O jejum intermitente também é um poderoso gatilho para a autofagia. Não entre em pânico: não vou pedir para você morrer de fome. Vou oferecer algumas ideias para tornar isso possível e prático na vida real. Você pode começar com um confortável jejum de doze horas evitando comer depois das 19h. (Nada de lanches à meia-noite!) Em seguida, poderá esticá-lo para dezesseis horas e, com o tempo, abandonar o café da manhã do dia seguinte, para que sua primeira refeição do dia seja por volta das 11h.

O jejum intermitente (um tipo de alimentação com restrição de tempo) funciona porque ativa o hormônio glucagon, que, conforme aprendemos, é o oposto da insulina, mantendo os níveis de glicose no sangue equilibrados. Embora eu tenha descrito isso no capítulo anterior, uma explicação visual esclarece bem o conceito. Imagine uma gangorra: quando alguém sobe, outro desce. Essa analogia é frequentemente usada para explicar a relação biológica insulina-glucagon. No corpo, se a insulina aumenta, o glucagon diminui e vice-versa. Quando você se alimenta, a insulina aumenta e o glucagon diminui. O oposto acontece quando você não come.

Se o glucagon aumenta, também desencadeia a autofagia. É por isso que negar temporariamente os nutrientes a seu corpo por meio da prática segura do jejum intermitente é uma das melhores maneiras de aumentar a integridade das células. Além de manter a juventude de suas células, a pesquisa mostrou que o JI gera mais energia, aumenta a queima de gordura e diminui o risco de doenças como diabetes e problemas no coração, tudo devido à sua capacidade de ativar a autofagia. (Ver o capítulo 4 para entender a ciência completa por trás desse tipo de dieta e do jejum intermitente.)

Exercício

Você já sabe que o exercício faz bem ao corpo: acelera o metabolismo e aumenta a capacidade cardiorrespiratória. Mas provavelmente não entende em detalhes a ciência do "estresse" saudável no corpo para promover a autofagia. Na verdade, ele induz o processo em vários órgãos que participam de nosso metabolismo, como fígado, pâncreas, músculos e até tecido adiposo. Costumamos pensar no exercício como uma forma de tonificar e construir músculos, mas ele também quebra os tecidos, fazendo com que sejam reparados e cresçam mais fortes. No capítulo 9, vou incentivar você a iniciar um programa de exercícios, mesmo que já faça um tempo que não vista a roupa de ginástica.

DESCANSOS PERIÓDICOS DA AUTOFAGIA

Como em quase tudo na vida, é importante encontrar um equilíbrio entre ativar ou não o interruptor. Exercício faz bem, mas tem seus limites. Por exemplo, se você se exercita por longos períodos sem descanso e com alta intensidade, os benefícios começam a diminuir e os malefícios se acumulam. É só olhar para maratonistas e atletas de resistência para entender essa lei dos retornos decrescentes. Eles podem apresentar sinais de danos no coração e nos rins devido a níveis ultravigorosos de exercício por períodos prolongados. Isso também vale para a autofagia. O corpo precisa de períodos de descanso de seus mecanismos internos de limpeza, para que você possa construir tecidos com mais facilidade, controlar o peso (não perder muito) e manter o sistema imunológico.

Durante o programa descrito no capítulo 9, darei algumas ideias para diminuir o volume da autofagia e fortalecer os músculos e o sistema imunológico durante certas épocas do ano. É desejável ativar a autofagia por oito meses do ano e desativar durante os outros quatro. Não faz a menor diferença a maneira como é feita essa divisão (por exemplo, dois meses com a autofagia e um mês sem, e repetir a sequência pelo resto do ano). Lembre-se: a autofagia é uma estratégia ou ferramenta para a autofortificação celular, mas, como tantas outras coisas, também demanda equilíbrio: autofagia de mais ou de menos pode ser prejudicial para a célula e, portanto, para você.

3

ANÕES E MUTANTES

O ritmo da descoberta é inacreditavelmente rápido.
JAMES WATSON
(codescobridor da estrutura do DNA)

SE EU PERGUNTASSE O QUE VOCÊ deveria fazer para manter a juventude e a beleza, aumentar a expectativa de vida saudável e evitar os efeitos colaterais indesejados de mais aniversários, o que você responderia? Talvez todas as alternativas abaixo:

- Otimizar dieta e exercício para manter o peso ideal e a forma física.
- Ter um sono reparador com frequência.
- Gerenciar o estresse e a ansiedade.
- Ter pais com genes da longevidade.

A última resposta nao é para fazer você rir. Como já sabe, sou o principal nome por trás do "Supercentenarian Research Study", que se dedica à genômica de seres humanos de vida longa. Desde 2010, obtive amostras de sangue de sessenta pessoas do mundo todo com 106 anos de idade ou mais. A mais velha, Emma Morano, da Itália, viveu até os 117 anos. Minha opinião é que quase qualquer pessoa pode viver até os cem e manter a saúde vigorosa adotando um estilo de vida adequado, e isso também vale para os raros indivíduos que ganharam o bilhete da loteria genética. É um alívio saber que os genes têm um papel bem menor quando se trata de expectativa de vida. Recentemente, a ciência descobriu isso graças à análise de grandes bancos de dados de ancestrais. Vale reiterar: novos cálculos dizem que os genes são responsáveis por menos de 7% da expectativa de vida das pessoas, não os 25% a 35% da maioria das estimativas anteriores. Isso significa que, para a maioria, a longevidade se baseia em escolhas de estilo de vida — o que colocamos na boca, o quanto nos movemos, que tipo de estresse nos afeta e até outros fatores, como a qualidade de nossos relacionamentos, com quem nos casamos, a força de nossos círculos sociais e nosso acesso à saúde e à educação.

De fato, a primeira indicação de que os genes não são a influência dominante veio de um estudo que já mencionei brevemente.[1] Ele envolveu mais de 400 milhões de pessoas que nasceram do século XIX a meados do século XX, observando-se a expectativa de vida dos cônjuges. Os casais compartilhavam uma expectativa de vida semelhante — mais do que a de irmãos. Esse resultado sugere uma forte influência de forças não genéticas. Afinal, cônjuges normalmente não têm variantes genéticas em comum. Mas o que eles provavelmente têm em comum inclui o hábito de manter uma alimentação saudável e se exercitar, viver longe de surtos de doenças, ter acesso a água limpa, ser alfabetizado e não fumar. Isso faz sentido: pessoas tendem a se casar com quem tem um estilo de vida parecido com o delas. Não se vê muito por aí um sedentário casado com um triatleta ou alguém festeiro casado com um abstêmio. E um estilo de vida saudável possibilita que os genes se comportem de maneira saudável.

Podemos aprender muito com indivíduos que desafiam as probabilidades de morrer e desfrutam de uma vida saudável por uma década a mais do que os outros. Você já se perguntou, por exemplo, se existe um jeito infalível de *nunca* ter diabetes ou câncer mesmo estando acima do peso ou obeso? Em algumas comunidades do mundo, as pessoas são resistentes a essas doenças e têm proteção contra alguns aspectos do envelhecimento. Não precisam necessariamente viver até os cem anos, mas, coincidentemente, escapam de duas das doenças mais perniciosas da vida moderna que aniquilam as tentativas de milhões de pessoas de viver bem por mais tempo. Qual é o segredo?

SÍNDROME DE LARON E OS EQUATORIANOS

Conforme mencionei, níveis baixos de insulina e IGF-1 estão relacionados ao mTOR desativado e à autofagia ativada. Zvi Laron é médico em Israel (fez 92 anos no início de 2019). Sua especialidade é endocrinologia pediátrica, focada em crianças com disfunções hormonais. Em 1958, uma família judia o procurou com três de seus filhos pequenos. Esses três filhos tiveram crescimento atrofiado, embora houvesse cinco irmãos e irmãs mais velhos com altura normal. O nanismo, também conhecido como baixa estatura, tem muitas causas médicas. Uma delas é a produção reduzida do hormônio do crescimento (HC). O HC, como você deve imaginar, é uma substância que estimula o crescimento, a reprodução e a regeneração celular em humanos e outros animais. Produzido pela glândula pituitária na base do cérebro, é tão importante para o desenvolvimento que os adolescentes secretam cerca do dobro da taxa que os adultos secretam desse hormônio por dia (700 µg/dia, enquanto os adultos secretam 400 µg/dia, principalmente durante o terceiro e o quarto estágios do sono). Além de ajudar o corpo jovem a crescer, alcançar a puberdade e amadurecer até a idade adulta, o hormônio do crescimento é necessário para fortalecer os tecidos (melhorar a densidade óssea, fortalecer os músculos) e curar (pele, ossos, revestimento do intestino etc.). Produzimos e usamos hormônio do crescimento ao longo de nossa vida, embora em níveis variados, dependendo da idade e das necessidades. Inicialmente, o dr. Laron presumiu que os filhos excepcionalmente pequenos dessa família tinham uma escassez biológica de HC, o que é chamado de *deficiência* na medicina, mas, quando ele os tratou com hormônio do crescimento, não pareceu ajudar.

Durante as décadas seguintes, mais e mais pacientes de baixa estatura procuraram o dr. Laron. No fim, o grupo de pacientes chegou a mais de sessenta, ficando conhecido como a "coorte israelense"; esses indivíduos foram diagnosticados com a "síndrome de Laron", que recebeu esse nome por causa do relatório de Laron sobre a condição, escrito com A. Pertzelan e S. Mannheimer em 1966, com base nas experiências com esses pacientes ao longo dos anos.[2] Os homens adultos com nanismo do tipo Laron geralmente crescem até 1,37 m, enquanto as mulheres podem alcançar até 1,21 m.

Em todo o mundo, parece existir entre trezentos e quinhentos indivíduos com esse distúrbio peculiar. Em 2014, pesquisadores que realizaram testes genéticos para verificar a ascendência genealógica de pacientes com síndrome de Laron originários de seis países diferentes determinaram que eles realmente eram descendentes de um único ancestral comum, provavelmente judeu.[3] Alguns dos descendentes ficaram no Oriente Médio ou migraram para a Europa Oriental, e outros se mudaram para Espanha e Portugal por volta do século II. Aproximadamente metade dos pacientes com síndrome de Laron testados pertence ao grupo judeu sefardita (da Espanha). Após a unificação da Espanha por meio do casamento dos "reis católicos" Fernando e Isabel, no fim dos anos 1400, foi emitido o Decreto de Alhambra, forçando os judeus a se converterem ou partirem. Entre 40 mil e 100 mil judeus sefarditas deixaram a Espanha, muitos se estabelecendo no norte da África e no Oriente Médio, mas alguns também viajaram para o Caribe, América do Sul, Estados Unidos e outros países europeus.

Em 1987, o dr. Jaime Guevara-Aguirre, um médico equatoriano especialista em diabetes, começou a estudar um grupo de cerca de cem moradores das províncias de Loja e El Oro, no sul do Equador, que apresentavam nanismo do tipo Laron. Essa "coorte equatoriana", como o grupo ficou conhecido mais tarde, era descendente dos judeus sefarditas que fugiram da Península Ibérica e migraram para o Equador no início do século XVI. Devido ao poder da Igreja Católica nas principais cidades, como Lima e Quito, eles foram forçados a se instalar nas aldeias mais remotas do sul. Com medo de perseguição, nos quatro séculos seguintes, permaneceram isolados (sua progênie atual vive em uma área de apenas 150 km²) e, como a comunidade era muito pequena, ocasionalmente os indivíduos se casavam com parentes próximos. Como isso é importante, vamos repassar brevemente os modelos de herança genética.

52 *James W. Clement com Kristin Loberg*

Genótipos e fenótipos

Um pouco de genética mendeliana básica ajudará a entender como as características — ou, nesse caso, os distúrbios — passam de uma geração a outra e acabam sendo comuns em uma área geográfica isolada, mas raras no resto do mundo. (A genética mendeliana refere-se às Leis da Herança, e receberam esse nome em homenagem ao monge agostiniano Gregor Mendel, considerado o pai da genética moderna. Ele estabeleceu essas leis pela primeira vez na década de 1860, graças a seus experimentos com a criação de ervilhas em seu jardim. Isso foi muito antes de entendermos o DNA, mas Mendel registrou regras básicas para a hereditariedade, que conseguiu obter com suas observações.)

O código genético, também conhecido como genoma humano, é encontrado em praticamente todos os trilhões de células do corpo humano e fornece instruções sobre como os seres humanos funcionam e operam funções básicas para sobreviver. Esse código é agrupado em 23 cromossomos, que funcionam como volumes individuais na biblioteca de DNA. Os cromossomos são compostos de filamentos de DNA em formato de espiral, o que dá ao DNA a famosa estrutura que lembra uma escada contorcida chamada hélice dupla. Os degraus dessa escada são formados por aproximadamente três pares, representados por quatro bases químicas ou nucleotídeos conhecidos mais comumente pelas letras A (adenina), G (guanina), C (citosina) e T (timina). A sequência formada por esses nucleotídeos é o que determina no cromossomo os milhares de genes codificados. Como você deve saber, são os genes que dão a palavra final de todas as características de uma pessoa: desde a cor dos olhos e cabelos até a predisposição para doenças cardíacas ou de Parkinson. Para entender melhor, basta pensar nos nucleotídeos como letras em um alfabeto especial. A combinação dessas letras cria sentenças que comandam a expressão de seus genes.

As características individuais — desde a aparência e a rapidez com que podemos correr até as nuances de personalidade e o risco de desenvolver certas doenças — são amplamente determinadas pelos genes que herdamos de nossos pais (sim, o ambiente também tem papel significativo, porém, para esta discussão, estou focando puramente na genética). Cada um de nós tem entre 20 mil e 25 mil genes, mas apenas cerca de 1% deles faz de nós os indivíduos únicos que somos. Se não fosse por esse 1%, seríamos humanos genéricos. Herdamos um conjunto de genes de cada um de nossos pais pelos cromossomos. Cada traço característico genético é produzido por um par de variantes genéticas chamadas alelos. Os membros de um par de alelos podem diferir em sua expressão, sendo um dominante sobre o outro; e a combinação de alelos na próxima geração é uma questão de sorte. Se você já está confuso com todo esse jargão da biologia, deixe-me simplificar isso em termos mais práticos. Quando uma pessoa de olhos azuis tem filhos biológicos com alguém de olhos castanhos, pode gerar uma combinação de crianças de olhos azuis e castanhos, dependendo de como os alelos se misturarão se o progenitor de olho castanho passará ou não adiante um gene recessivo de olho azul, porque ele pode, sim, ter esse gene recessivo (olho azul) escondido pelo gene dominante (olho castanho).

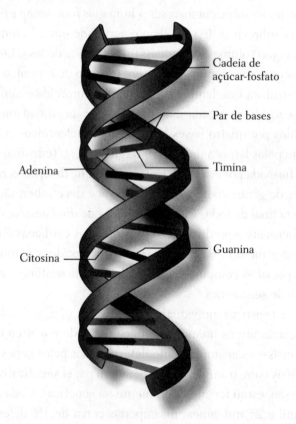

A mutação de um gene em um dos 22 primeiros cromossomos não relacionados ao sexo pode levar a um distúrbio autossômico. As mutações genéticas autossômicas herdadas podem ser dominantes ou recessivas. Se são dominantes, é necessário herdar apenas uma cópia do gene de apenas um progenitor para expressar as características observáveis do distúrbio (conhecido como "fenótipo"). Nesse tipo de situação, pelo menos um dos pais apresenta sinais físicos do distúrbio — ou seja, carrega o fenótipo. Uma mutação genética recessiva é quando um gene anormal (herdado de um dos pais) não é dominante sobre o gene normal (herdado do outro pai); o indivíduo afetado não mostra nenhum sinal externo do fenótipo anormal, mas carrega uma cópia do gene anormal, que pode ser passado para os filhos (por isso, são chamados de "portadores" do gene). Se o gene anormal for herdado dos dois pais, o indivíduo exibirá sinais visíveis. A síndrome de Laron é um desses distúrbios autossômicos recessivos.

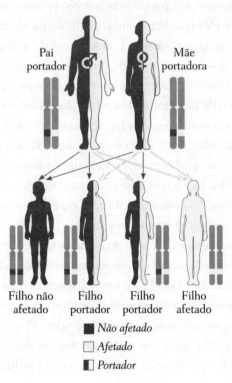

Herança autossômica recessiva

Portanto, se um desses indivíduos de baixa estatura tiver filhos com uma pessoa sem o alelo mutante, alguns dos filhos poderão se tornar portadores, mas não terão baixa estatura. Se os dois pais são portadores do alelo de Laron — em outras palavras, cada um deles tem apenas uma cópia e não são afetados pelo distúrbio —, as chances de uma criança biológica também ser portadora são de 50%; de não ser portadora, de 25%; e de expressar o fenótipo (com sinais observáveis dos distúrbio), de 25%. Mas, se os *dois* pais expressam o fenótipo (baixa estatura), isso significa que cada um deve ter duas cópias do alelo mutado, e *todos* os filhos também herdarão o fenótipo do nanismo. As chances de transmissão de mutações genéticas recessivas aumentam bastante quando parentes de sangue se reproduzem. Embora geralmente restrita por tabus sociais ou leis seculares, a consanguinidade ocorre com maior frequência entre indivíduos de certas origens étnicas do que em outras, porque tendem a ser descendentes dos mesmos ancestrais. No caso dos judeus sefarditas no Equador e em Israel, o isolamento e o forte desejo de se casar dentro da religião aumentaram a probabilidade de casamento entre parentes próximos. Isso resultou no alto número de indivíduos entre eles que herdaram o distúrbio da síndrome de Laron. De fato, na primeira família em que o dr. Laron descobriu a síndrome que recebeu seu nome, os avós dos pais eram primos em primeiro grau.

É aqui que a história fica interessante. Embora pareça ruim nascer com um destino genético de ter estatura baixa fora dos padrões para a idade adulta, há uma característica muito desejável e incomum que pessoas nessa condição compartilham: elas não têm diabetes ou câncer. Nunca. Também têm um risco bastante reduzido de desenvolver Alzheimer e doenças cardiovasculares. Quais são os segredos biológicos dessas pessoas imunes a diabetes e câncer? É o estilo de vida na aldeia em altas altitudes ou é de alguma forma um efeito colateral benéfico de seu distúrbio genético?

Oito anos depois que o dr. Laron registrou pela primeira vez essas crianças de baixa estatura com resistência à terapia hormonal, uma técnica especial de laboratório (radioimunoensaios) tornou-se disponível para medir os níveis de hormônio do crescimento (HC) em um indivíduo. Para sua surpresa, ele viu que os níveis de HC eram *elevados*, não deprimidos. O que ele e seus colaboradores descobriram foi que essas crianças têm um defeito em um receptor específico no fígado que deveria se ligar ao HC e produzir uma substância chamada fator de crescimento semelhante à insulina (IGF-1). A menos que você seja bioquímico, é provável que nunca tenha ouvido falar do IGF-1, mas vai ser apresentado a essa substância, porque ela tem tudo a ver com longevidade (e com a capacidade de parecer e se sentir bem). Os níveis de IGF-1 no sangue daqueles que herdaram a mutação da síndrome de Laron dos dois pais eram inferiores a vinte nanogramas por mililitro (20 ng/ml). Durante a puberdade, a faixa normal é de 100 a 600 ng/ml para promover o desenvolvimento normal; os níveis após a puberdade podem variar de trinta a duzentos — muito abaixo dos níveis para atender às demandas do corpo durante os surtos de crescimento da maturação. Mas, devido a escolhas ruins de alimentação, muitos norte-americanos adultos estão andando por aí com altos níveis que podem afetar negativamente a saúde. Como vamos explorar mais adiante, muita proteína de origem animal e carboidratos refinados elevam o IGF-1.

PROTEÇÃO CONTRA DIABETES E CÂNCER

Em 2011, um grupo de pesquisadores, incluindo Guevara-Aguirre, do Equador, Rafael de Cabo, do NIA, e Valter Longo, biogerontologista da Universidade do Sul da Califórnia, publicou um artigo mostrando que, após 22 anos seguindo a coorte equatoriana, ainda não havia casos de diabetes, apesar de mais de 20% deles serem obesos e terem os mesmos níveis de glicose em jejum que os moradores locais sem a mutação.[4] Das centenas de pessoas na coorte equatoriana, havia apenas um caso de câncer, que não era letal. Isso era muito inconsistente com outros indivíduos vivendo na mesma área que não tinham a mutação genética, dos quais cerca de 5% morreram de diabetes e 20% sucumbiram ao câncer. Uma das aldeãs que continua a ser observada no estudo em andamento está na casa dos cinquenta anos e mede apenas 1,06 m — a altura média de um aluno do primeiro ano do ensino fundamental. Ela pesa 57 kg, o que a coloca firmemente na categoria de obesos mórbidos. Sua dieta é rica em carboidratos e gorduras, mas sua pressão arterial é perfeita. Ela não tem sinais de diabetes ou de outras doenças e, apesar da obesidade, os cientistas dizem que a mulher é saudável.

Anteriormente, o dr. Laron havia publicado um artigo no qual ele e seus colaboradores pesquisaram metade (222 indivíduos) da população conhecida no mundo com deficiência natural de IGF-1.[5] Essas deficiências deviam-se à redução do hormônio do crescimento, à síndrome de Laron (por causa de um gene receptor mutante do hormônio do crescimento, como acabamos de discutir) ou à exclusão ou "perda de função" do gene IGF-1. Nenhum desses indivíduos apresentou um único caso de câncer. Nem fez diferença eles terem recebido tratamento com IGF-1 ou HC mais tarde. Quando Laron e seus colaboradores analisaram amostras de sangue da coorte equatoriana, perceberam que algo parecia proteger as células cultivadas em uma placa de Petri dos cânceres induzidos em laboratório (os pesquisadores adoram induzir câncer no laboratório para estudar seu comportamento). Apesar da dieta rica em carboidratos, a coorte equatoriana também tinha níveis reduzidos de insulina e boa sensibilidade à substância (ou seja, não eram resistentes à insulina), o que os protegia do diabetes (veja o quadro a seguir). Mais importante, para o que nos interessa, quando incubaram células humanas nas amostras de sangue, houve uma redução na expressão do mTOR, o principal complexo de proteínas do corpo que gerencia as habilidades de autolimpeza. Pela discussão anterior, você sabe o que isso significa: com o mTOR desativado, a autofagia aumenta e as máquinas de reciclagem celular são ativadas, tirando os detritos e limpando a casa.

QUANDO O ENVELHECIMENTO "PEGA"

A insulina é um dos hormônios mais vitais do corpo, fato que você provavelmente já sabia. Tem papel central no metabolismo, ajudando-nos a passar a energia dos alimentos para as células como combustível. Como nossas células não conseguem captar automaticamente a glicose que circula na corrente sanguínea, elas precisam da ajuda da insulina, que é produzida pelo pâncreas e age como um transportador. A insulina transfere glicose da corrente sanguínea para as células musculares, adiposas e hepáticas. As células normais e saudáveis apresentam vários receptores celulares para insulina e, portanto, não têm problemas em responder ao hormônio. Mas, quando as células são implacavelmente expostas a altos níveis de insulina, por causa da presença constante de glicose, as células se adaptam reduzindo o número de receptores de insulina em suas superfícies. Elas desenvolvem uma cegueira para a insulina.

A propósito, a presença persistente de glicose em geral é causada pela ingestão de muitos açúcares refinados e carboidratos simples de alimentos processados. Chamamos isso de efeito "cegueira" na resistência insulínica, pois nossas células se tornam dessensibilizadas ou resistentes ao hormônio. Acredita-se que seja um mecanismo de autodefesa celular. Enquanto a glicose pode ajudar a alimentar o maquinário de energia de uma célula, chamada mitocôndria (que exploramos nos capítulos 1 e 2), o excesso pode ser mortal para a célula, aderindo às proteínas e impedindo-as de funcionar (um processo chamado glicação; ver mais sobre isso a seguir). Quando as células estão nesse estado, elas ignoram a insulina e não retiram a glicose no sangue. Como na maioria dos processos biológicos, há uma resposta do pâncreas, que começa a bombear ainda mais insulina. Níveis mais altos são agora necessários para que a glicose entre nas células.

Essa cascata de eventos cria um ciclo vicioso que pode culminar no diabetes tipo 2. Se você é diabético, por definição, tem hiperglicemia, o que significa glicose (glic) alta (hiper) no sangue (emia). Como lembrete, o corpo de um hiperglicêmico tem mais glicose do que o necessário para alimentar suas células imediatamente, e o foco se torna armazená-la com segurança. Primeiramente, é transformada em glicogênio, uma forma de glicose que não "pega" tanto e, portanto, pode causar menos danos às células.

O glicogênio é armazenado sobretudo no fígado e nos músculos, fornecendo ao corpo uma fonte de energia prontamente disponível se os níveis de glicose no sangue diminuírem. Enquanto existirem reservas de glicogênio no fígado e nos músculos, a gordura não será queimada como combustível e seu excesso será armazenado no tecido adiposo. Pode ser por isso que a maioria das pessoas com diabetes tipo 2, cerca de 80%, está acima do peso ou obesa. Se permanecer no sangue, o açúcar causará muitos danos, como a criação de produtos finais de glicação avançada (que receberam o nome muito apropriado de "AGES"), nos quais moléculas de glicose "pegajosas" se ligam a proteínas (como aquelas que compõem os vasos sanguíneos internos) e causam disfunção. Em parte, a glicação (como é chamado o processo AGE) é o que faz do diabetes uma das principais causas de morte prematura, doença cardíaca coronária, acidente vascular cerebral, doença renal e cegueira.

O que aprendemos com o trabalho do dr. Laron e de outros é que há algo na atividade do IGF-1 (e em sua relação com o hormônio do crescimento e a insulina) no corpo que afeta o risco de certas doenças e morte. Antes de compreendermos melhor, é importante dizer que temos uma maneira de estudar esses fenômenos biológicos mesmo sem fazer experiências em seres humanos. Para isso, recorremos a alguns camundongos famosos. Os assuntos já discutidos neste livro sobre genética e pessoas com baixa estatura podem não parecer relacionados à autofagia, mas ajudam a contar a história. Então, tenham paciência. As lições extraídas do trabalho de Laron em conjunto com outros pesquisadores têm tudo a ver com o funcionamento da autofagia e com o que podemos fazer para "enganar" nossos sistemas biológicos para desafiar os riscos de adoecer e morrer de forma prematura.

Os ratos "anões" de Ames e Snell

Na década de 1950, em uma colônia de ratos de pesquisa da Universidade Estadual de Iowa, em Ames, nasceu um pequeno camundongo que apresentava uma mutação espontânea em seu DNA. Essa mutação de "perda de função" em um gene específico resultou em níveis reduzidos de três hormônios importantes: hormônio do crescimento, prolactina e tireotropina. "Perda de função" significa simplesmente uma mutação que torna o gene extinto ou inativo — incapaz de desempenhar sua função, como codificar proteínas que resultam em certos hormônios. Os ratos anões de Ames parecem normais no nascimento, mas crescem lentamente e alcançam apenas cerca da metade do tamanho de outros membros de sua família. Os ratos anões adultos de Ames têm níveis extremamente baixos de IGF-1 circulando. Paradoxalmente, o consumo de alimentos e a utilização de oxigênio são, na verdade, mais altos do que o que seria esperado de seu tamanho. Seus níveis de insulina e glicose em jejum também são reduzidos, o que indica excelente tolerância à insulina (em outras palavras, estão longe de serem resistentes à insulina ou de estarem à beira do diabetes).

Em muitos aspectos, os ratos anões de Ames têm os mesmos benefícios tardios de envelhecimento e longevidade exibidos em animais com RC, sem o esforço. Ratos normais vivem, em média, cerca de novecentos dias. Restringindo as calorias em ratos normais, eles podem viver até 1.200 dias. No entanto, os ratos anões de Ames vivem cerca de 1.300 dias sem restrição calórica e outros cem dias a mais com restrição calórica.

Assim como o rato anão de Ames, o chamado rato anão de Snell tem um defeito em um gene diferente que produz certos hormônios, inclusive o hormônio do crescimento. Embora existam pequenas diferenças entre essas duas linhagens de camundongos, elas têm patologias ou características biológicas semelhantes. Os estudos sobre a longevidade incomum de camundongos anões começaram nos anos 1990 e início dos 2000, muitos realizados pelos mesmos pesquisadores que analisavam os efeitos da rapamicina na saúde. Um dos primeiros estudos publicados em 2001, realizado pelo laboratório homônimo de David Harrison, no Laboratório Jackson, no Maine, cujo trabalho descrevi no capítulo 1, mostrou que a longevidade pode ser estendida pela mutação encontrada nos ratos anões Snell e Ames.[6] Foi determinado que ambos têm níveis reduzidos de hormônio do crescimento e IGF-1. O trabalho revelou que os camundongos anões de Snell atrasaram o envelhecimento em certas células imunológicas e na reticulação do colágeno. Isso sustenta a conclusão de que a longevidade estendida dessa linhagem de camundongos se deve à desaceleração autêntica da taxa de envelhecimento.

(Claro, a reticulação se refere a uma teoria do envelhecimento estabelecida há muito tempo, segundo a qual certas proteínas, como o colágeno, se ligam a efeitos adversos. Os diabéticos, por exemplo, têm de duas a três vezes o número de proteínas reticuladas quando comparadas com suas contrapartes saudáveis, por causa principalmente dos altos níveis de glicose "pegajosa" na corrente sanguínea, gerando produtos finais de glicação avançada, conforme discutido. A reticulação das proteínas também pode ser responsável pelo aumento do coração e pelo endurecimento do colágeno, o que pode levar à maior suscetibilidade a uma parada cardíaca, entre outros resultados negativos.)

Os ratos anões de Snell também tiveram menos incidências de câncer do que os ratos normais. O dr. Andrezej Bartke, destacado estudioso e professor de medicina interna e fisiologia da Faculdade de Medicina da Universidade do Sul de Illinois, provou ainda que a suplementação de camundongos de duas a seis semanas de idade com hormônio do crescimento *cancelava* esses efeitos positivos para a saúde. O laboratório do dr. Bartke é considerado um dos primeiros a mostrar que a mutação de um único gene pode prolongar a longevidade dos mamíferos e a sugerir que o notável aumento na expectativa de vida dos camundongos anões de Ames se deve à deficiência de hormônio do crescimento (HC).[7]

As linhagens de camundongos anões de Ames e Snell surgiram da mutação espontânea de um gene que controla a glândula pituitária em camundongos consanguíneos. Por outro lado, a linhagem de camundongos *knockout* para o receptor HC (GHRKO), que atualmente detém o recorde mundial de longevidade para a linhagem de camundongo usada, foi intencionalmente projetada para recriar o defeito do receptor do hormônio do crescimento encontrado em indivíduos com síndrome de Laron. Essa linhagem de camundongos foi desenvolvida para possibilitar que os pesquisadores entendessem essa mutação, sem as limitações éticas e práticas de estudar a população humana com essa mutação genética. Esses camundongos mutantes, desenvolvidos em laboratório, exibem severo retardo de crescimento, nanismo proporcional e grande concentração sérica de IGF-1, o que duplica o que vemos em pessoas com síndrome de Laron. Além disso, verificou-se que os camundongos GHRKO diminuíram os níveis de glicose e insulina em jejum, aumentaram a sensibilidade à insulina e diminuíram a tolerância à glicose, todos efeitos benéficos em termos de saúde. Eles vivem de 30% a 40% mais do que seus companheiros de ninhada na natureza. Em 2017, um consórcio de cientistas de todo o mundo — da Clínica Mayo, em Minnesota, a Brasil, Polônia e Alemanha — publicou um artigo declarando "um novo modelo animal para estudos do envelhecimento", devido à biologia registrada e reveladora desses camundongos de vida longa.[8] Curiosamente, os centenários, o melhor exemplo de envelhecimento bem-sucedido, também apresentam níveis mais baixos de IGF-1 no plasma do que os não centenários. Numerosas raças de animais (por exemplo, cães miniatura e minis, gatos e porcos) cujo tamanho pequeno é devido a apenas uma mutação no gene IGF-1 também chegam a uma vida notavelmente mais longa do que seus ancestrais de tamanho normal.

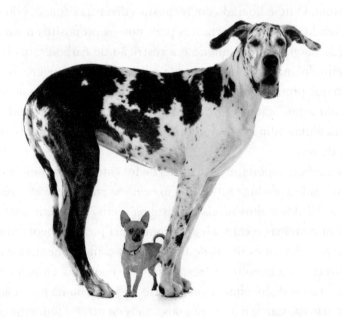

Meu propósito é descrever a evolução de ratos de laboratório que vivem relativamente mais que seus equivalentes sem mutações e mostrar que agora temos uma maneira de estudar essas mutações únicas para entender onde, no maquinário do corpo, é possível fazer alguns ajustes para conferir longevidade e, mais importante, como podemos imitar os efeitos dessas mutações por meio de intervenções básicas no estilo de vida. Níveis mais baixos de IGF-1 equivalem a uma vida mais longa. Mas não é preciso ter um gene mutante para alcançar esses resultados. Curiosamente, a restrição calórica — a intervenção mais reproduzível para prolongar a expectativa de vida dos animais — reduz substancialmente os níveis de IGF-1. A chave, no entanto, é encontrar um equilíbrio saudável e respeitar sua relação com o hormônio do crescimento e a insulina para otimizar o envelhecimento e a autofagia.

A TROCA ENTRE DESEMPENHO E LONGEVIDADE

Conforme mencionei, o hormônio do crescimento (HC) tem inúmeros efeitos no corpo, tanto no crescimento dos tecidos quanto na energia do metabolismo. O HC é liberado em resposta a diversas situações ou circunstâncias, sendo as mais importantes para nossos propósitos o exercício, a diminuição da glicose no sangue e a restrição de carboidratos ou jejum. Como definido anteriormente e como o próprio nome sugere, o HC é um hormônio que promove o crescimento, aumentando a síntese de proteínas no músculo e no fígado. O HC também tende a mobilizar ácidos graxos livres das células adiposas para obter energia, um componente essencial da perda de peso.

Veja um fato importante que deixei de fora até agora: eu disse que o HC estimula o fígado a produzir IGF-1, mas *somente na presença de insulina*. Níveis altos de HC aliados a altos níveis de insulina (como ao ingerir uma refeição que contém proteínas e carboidratos, como uma pizza de pepperoni ou um cheeseburger) elevam os níveis de IGF-1, assim como aumentam as reações promotoras de crescimento no organismo. Pelo contrário, altos níveis de HC com baixos níveis de insulina, como ocorre no jejum ou na restrição de carboidratos, não causam um aumento nos níveis de IGF-1 e têm muitos efeitos benéficos. Ao estimular a autofagia, estamos limpando as velhas proteínas e os detritos celulares inúteis, velhos e potencialmente prejudiciais. Ao mesmo tempo, o jejum também estimula o hormônio do crescimento que diz ao nosso corpo para começar a produzir algumas peças novas e elegantes. Estamos aumentando a saúde de nossos corpos através de uma renovação contínua e completa: despedindo-nos do velho, abrindo caminho para o novo. Imagine que você está reformando sua cozinha. Se não quiser mais os armários verde-abacate que eram moda na década de 1960, precisará retirá-los antes de colocar outros novos. Portanto, é um processo duplo de destruição ou remoção e criação ou construção.

Claramente, há um tempo e um lugar para promover o crescimento do corpo e ter certos níveis de IGF-1 em circulação. No geral, ter IGF-1 muito baixo ou muito alto aumenta o risco de morte de todas as causas (qualquer doença). Por um lado, o IGF-1 promove o desenvolvimento e, portanto, é importante para fins de recuperação, mas esse mesmo benefício significa que pode promover o câncer. Veja um resumo dos prós e contras do IGF-1:

Alguns prós

- Ajuda a manter a massa e a força muscular, reduzindo o desperdício muscular e a fragilidade geral.
- Reduz as respostas inflamatórias e suprime o estresse oxidativo.
- Melhora a sobrevivência das células diante de riscos, como danos ao DNA.
- Aumenta a saúde do cérebro, desencadeando o crescimento de novos neurônios, impedindo o acúmulo de placas amiloides e agindo como antidepressivo natural.
- Protege contra as doenças cardíacas, tendo efeitos anti-inflamatórios e antioxidantes nos vasos sanguíneos, estabilizando a placa existente e reduzindo o acúmulo adicional de placa.
- Ajuda na densidade óssea.
- Controla o sistema imunológico.

Os grandes contras

- Aumenta o risco de crescimentos cancerígenos; o IGF-1 é um promotor do câncer.
- Reduz a expectativa de vida.

Como é? Como isso é possível? Listei vários efeitos positivos do IGF-1 e apenas dois contras, ainda que significantes. Nos círculos científicos, esse enigma é chamado de paradoxo do IGF-1: apesar das propriedades de aumento da proliferação e da sobrevivência atribuídas ao IGF-1, é a redução na sinalização de IGF-1 que demonstrou prolongar a expectativa de vida de vários organismos, como nematódeos, moscas e mamíferos. Essa é uma área de estudo ativo hoje. Uma das teorias por trás do paradoxo que está sendo explorado é o papel das mitocôndrias, as minúsculas organelas em nossas células que geram energia química na forma de ATP. As mitocôndrias, você deve se lembrar, são os burros de carga de nossas células. São encontradas em todas as células, exceto nos glóbulos vermelhos, e têm seu próprio DNA separado do DNA nos núcleos. Sabemos agora que elas apresentam um papel fundamental no desenvolvimento de doenças degenerativas, como Alzheimer, Parkinson e câncer. Na verdade, as doenças mitocondriais congregam um grupo de distúrbios neurológicos, musculares e metabólicos causados por mitocôndrias disfuncionais. Transtornos tão diversos quanto diabetes e demência foram associados a problemas mitocondriais.[9] Sempre que houver dano ou disfunção nas mitocôndrias, seguem-se doenças e envelhecimento.

Aqui está o ponto-chave: a autofagia pode ter um papel importante no revezamento normal das mitocôndrias. Quando o IGF-1 permanece alto de forma contínua, o mTOR é ativado e a autofagia é desativada, levando à disfunção mitocondrial e à diminuição da viabilidade celular. E, como mutações e disfunção mitocondrial podem aumentar com a idade, a redução da retirada de mitocôndrias disfuncionais em locais onde o IGF-1 é elevado pode ser significativa para doenças e condições relacionadas à idade.[10]

Como ativar a molécula antienvelhecimento no corpo

Um dos métodos mais seguros e eficazes para otimizar a autofagia é ativar uma enzima recentemente descoberta em nossas células chamada AMPK (uma abreviação de 5' monofosfato-adenosina proteína quinase ativada), também conhecida mais coloquialmente como a enzima antienvelhecimento natural do corpo. Quando a AMPK é ativada, ela sinaliza para que as células removam poluentes internos através do processo de autofagia. Isso permite que as células funcionem de uma maneira mais jovem, como evidenciado pela redução de estoques de gordura abdominal em muitas pessoas que usam compostos ativadores AMPK (a AMPK sinaliza as células para devorarem gordura interna, entre outras substâncias). O popular medicamento para diabetes, a metformina, na verdade, funciona diminuindo a produção de ATP nas mitocôndrias, o que estimula a atividade da AMPK, resultando em maior sensibilidade à insulina. Como podemos esperar, as ações do IGF-1 são desativadas quando a AMPK está sinalizando. Também sabemos que a AMPK pode ativar nossos "genes antioxidantes", responsáveis pela produção natural de antioxidantes de nosso corpo. As três estratégias a seguir mostram como ativar esse elemento antienvelhecimento vital e farão parte do programa descrito mais adiante:

- Exercício, especialmente treinamento de alta intensidade com intervalos.
- Insumos alimentares: fibra alimentar viscosa encontrada em frutas e vegetais inteiros, bem como leguminosas (por exemplo, feijão, lentilha); chás ricos em polifenóis, como chá-verde; e curcumina, o composto ativo encontrado na cúrcuma.
- Restrição calórica com jejum intermitente e restrição de proteínas (ver o próximo capítulo).

O MOMENTO É TUDO

Como costumam dizer, o momento é tudo. E, como em tantos aspectos da vida, há um lado bom e outro mau que devem ser reconciliados. Precisamos de IGF-1 para a sobrevivência em algum grau, assim como nosso corpo requer inflamação, colesterol e gordura corporal no tempo e nas quantidades apropriadas. Mas consuma muita quantidade de qualquer coisa e, bem, o problema aparece. Devemos nos esforçar para manter esses eventos ou substâncias biológicas em equilíbrio e alavancar seu poder quando mais precisamos deles. Quando somos jovens e e estamos em desenvolvimento, com um risco de câncer relativamente baixo, o IGF-1 é um amigo que é bom ter por perto para alcançar crescimento e desenvolvimento, bem como para nos recuperar de lesões. Outras circunstâncias também podem exigir a manutenção da sinalização do IGF-1, como durante a gravidez e a lactação.* Porém, à medida que ficamos mais velhos, as escalas oscilam em outra direção, e faríamos bem em reduzir a sinalização de IGF-1 — especialmente quando nos aproximamos da meia-idade e o risco de câncer começa a subir consideravelmente com o envelhecimento celular natural e o acúmulo de mutações de DNA em nossas células. As dietas modernas, ricas em carboidratos refinados e proteínas animais, não ajudam, o que nos leva a defender cada vez mais a dieta de um monge para diminuir o volume do IGF-1 e favorecer a autofagia. Discutiremos isso nos capítulos seguintes.

Há uma boa razão biológica para as dietas ricas em proteínas animais aumentarem o risco de câncer. E esse motivo está relacionado ao IGF-1. Veja, quando bombardeamos o corpo com muita proteína, o fígado responde com um pedido para fazer algo produtivo com tudo isso e bombeia o IGF-1 para essencialmente dizer às células: "Está na hora de crescer! Liguem seus motores e multipliquem-se. Temos muita proteína extra para trabalhar e fazer coisas".

O problema é que algumas das novas adições estimuladas por esse hormônio do crescimento podem ser tumores, especialmente se a autofagia

---

* Gravidez e lactação são apenas duas das muitas circunstâncias que podem pedir a manutenção da sinalização do IGF-1. Converse com seu médico se tiver alguma condição especial que deva ser considerada.

estiver desativada por muito tempo e você tiver muitas mitocôndrias disfuncionais produzindo radicais livres mutagênicos que danificaram ainda mais o DNA das células. Na vida adulta, o crescimento celular é algo que é melhor desacelerar, e não acelerar (apesar do que os vendedores de hormônios e suplementos "antienvelhecimento" pró-crescimento dizem). O objetivo, portanto, é manter a ingestão geral adequada, mas não excessiva, de proteínas. E estou me referindo principalmente a proteínas animais; as proteínas vegetais têm muito menos aminoácidos que aumentam os níveis de IGF-1. É por isso que a dieta mediterrânea combinada com o jejum intermitente se mostra ideal para gerenciar esse ato de equilíbrio.

Como veremos no próximo capítulo, os monges ortodoxos gregos do monte Atos estão entre as pessoas mais saudáveis do mundo. Pesquisas têm mostrado inúmeras vezes que, em suas comunidades, o câncer é uma doença da qual quase não se ouve falar; derrames e paradas cardíacas são praticamente inexistentes; e doenças de Alzheimer e de Parkinson são extremamente raras. Também foi comprovado que os monges vivem, em média, vários anos mais do que os homens da Grécia continental. Na verdade, o estilo de vida deles guarda alguns segredos surpreendentes que devemos observar com atenção.

4

Okinawanos, monges e adventistas do sétimo dia

Todo mundo tem um médico dentro de si; apenas precisamos ajudá-lo em seu trabalho. A força de cura natural dentro de cada um de nós é a maior força para melhorar. Nossa comida deve ser nosso remédio. Nosso remédio deve ser nossa comida. Mas comer quando estamos doentes é alimentar nossa doença.

— Hipócrates

O que alguns okinawanos, gregos e adventistas do sétimo dia têm em comum? Como os anões da síndrome de Laron, eles desfrutam de vidas longas e livres de doenças, mantendo o processo de autofagia funcionando ativamente dentro de suas células em saudável harmonia. Como eles fazem isso? Vamos explorar esses três grupos notáveis de pessoas que habitam o mesmo planeta que nós, mas nos superam em termos de tempo e qualidade de vida. Examinando o estilo de vida deles, podemos encontrar segredos para o sucesso e implementá-los em nossa própria vida. Isso implica uma exploração de três maravilhas biológicas no corpo:

- Restrição calórica
- Jejum intermitente
- Ciclos de proteína

Primeiro, veremos os okinawanos, que nos apontam pistas sobre os benefícios de reduzir a ingestão de proteínas e calorias.

Menos calorias, vida mais longa

A ilha de Okinawa é a maior da cadeia de ilhas que forma o distrito mais ao sul do Japão (semelhante a um estado ou uma província). Fica a quase 1.600 quilômetros ao sul de Tóquio e tem um clima subtropical. Os cidadãos de Okinawa são conhecidos por terem a maior expectativa de vida no Japão (e, provavelmente, no mundo), sobretudo porque demoram a ter ou escapam das principais doenças associadas à idade, como câncer, doenças cardíacas, derrame e diabetes. Eles têm as taxas mais baixas dessas doenças em todo o mundo. A população do Japão é apenas 40% da dos Estados Unidos, mas atualmente o número de supercentenários vivos com mais de 110 anos ultrapassa o norte-americano. A pessoa mais velha do Japão, Misao Okawa, morreu em 2015 aos 117 anos, em Osaka, na ilha onde nasceu, em 1898. Em seu 117º aniversário — cerca de um mês antes de sua morte por insuficiência cardíaca —, ela disse que sua vida parecia curta. Quando questionada sobre o segredo de sua longevidade, ela respondeu, brincando: "Eu também me pergunto isso".

Os okinawanos envelhecem lentamente e apresentam doenças cardíacas 80% menos que os ocidentais. De acordo com os drs. Bradley e Craig Willcox, irmãos que trabalham no agora reconhecido "Okinawa Centenarian Study" [Estudo de centenários de Okinawa], iniciado na década de 1970 pelo dr. Makoto Suzuki, o câncer de mama é tão raro que o exame de mamografia não é necessário, e a maioria dos homens idosos nunca ouviu falar em câncer de próstata.[1] Em média, os habitantes passam 97% da vida livres de doenças. Porém, estudos sugerem que, quando migram para o restante do Japão ou para o Havaí, por exemplo, perdem rapidamente as vantagens de saúde, o que significa que sua longevidade não está fortemente ligada à genética. Não por acaso, Okinawa é a região mais pobre do Japão. Por décadas, o costume era comer apenas até se sentir 80% satisfeito. Seja por questões culturais ou apenas por necessidade, os okinawanos tradicionalmente consumiam 20% menos calorias do que os adultos no restante do Japão.

Existem vários aspectos atribuídos à longevidade dos idosos de Okinawa: atividade física através de artes marciais, caminhadas, jardinagem e dança tradicional de Okinawa; espiritualidade e redução de estresse; apoio social e um bom sistema de saúde. Mas a dieta é a base do sucesso.[2] Conforme descrito por Craig Willcox, antropólogo da saúde e gerontologista do "Okinawa

Centenarian Study", o padrão alimentar tradicional nessa região do Japão tem as seguintes características:

1. Alto consumo (cerca de 73% do total de calorias) de vegetais com baixo índice glicêmico, como vegetais sem amido (por exemplo, aspargos, alcachofra, abacate, brócolis, repolho, couve-flor, aipo, pepino, verduras, cogumelos, pimenta, tomate, cebola, espinafre, abóbora-de-verão, abobrinha). O índice glicêmico (IG) foi desenvolvido décadas atrás para medir como os alimentos, principalmente os que contêm carboidratos, afetam a quantidade de glicose no sangue. O IG usa uma escala de zero a cem, comparando os alimentos com o ponto de referência da glicose pura, que tem um IG de 100. Alimentos com alto IG (geralmente, mais de setenta) são rapidamente digeridos e absorvidos, causando elevações rápidas na taxa de açúcar do sangue, o que, por sua vez, desencadeia um aumento na insulina, o hormônio responsável por tirar a glicose da corrente sanguínea e levá-la para ser usada nas células. Alimentos com baixo IG (em geral, com valores de um a 55) são digeridos mais lentamente, produzindo aumentos graduais nos níveis de açúcar no sangue e insulina. Alimentos com IG entre 56 e 69 são considerados "médios".

2. Alto consumo de leguminosas, principalmente na forma de tofu e missô (pasta de soja). O tofu em Okinawa tem menos água do que na versão japonesa e mais gordura e proteína saudáveis.

3. Consumo moderado (cerca de 1% das calorias diárias) de frutos do mar, especialmente em áreas costeiras.

4. Baixo consumo (menos de 1% das calorias diárias) de carne e derivados.

5. Baixo consumo (menos de 1% das calorias diárias) de produtos lácteos.

6. Consumo moderado de álcool.

7. Baixa ingestão calórica.

8. Alto consumo de gorduras ômega-3 de peixes.

9. Alta proporção entre gordura monoinsaturada e saturada.

10. Ênfase em carboidratos de baixo IG em geral.

Eu acrescentaria:

11. Baixo consumo de frutas (menos de 1%).

12. Baixo consumo (cerca de 39 g) de proteína.

13. Alto consumo (23 g por dia) de fibra.

A quantidade especialmente baixa de proteínas da refeição tradicional de Okinawa é suficiente para desativar o mTOR e reduzir substancialmente os níveis de IGF-1.

Notável é o alto consumo de vegetais, especialmente batata-doce e soja, e não carne ou laticínios, como principal fonte de proteína. A batata-doce de Okinawa, com baixa densidade calórica, foi o principal carboidrato da dieta local entre 1600 e 1960, representando mais de 50% das calorias. (O índice glicêmico da batata-doce não é nada se comparado ao de uma batata normal assada, que tem cerca de 85; uma batata-doce cozida apenas na água tem o IG na casa dos quarenta, além de menos carboidratos e calorias.) Quando os pesquisadores do "Okinawa Centenarian Study" mediram os níveis de desidroepiandrosterona (DHEA) nos octogenários da ilha e os compararam com uma população de referência dos Estados Unidos em Rancho Bernardo, uma comunidade nas colinas do norte de San Diego, na Califórnia, registraram níveis mais altos desse hormônio entre os okinawanos. Esse hormônio não deve ser confundido com o ácido docosa-hexaenoico do ácido graxo ômega-3 (DHA). A DHEA é produzida pelo corpo humano. Fabricada pelas glândulas suprarrenais, é um dos hormônios que circulam com mais abundância, servindo como precursor de outros hormônios, como estrogênio e testosterona. Cai bastante quando envelhecemos e, portanto, é um bom biomarcador da velocidade com que alguém está envelhecendo. Também se descobriu que os okinawanos têm níveis mais altos de estrogênio natural e testosterona do que os norte-americanos da mesma idade. Acredita-se que uma dieta saudável e a atividade física contínua explicam por que esses hormônios permanecem tão favoravelmente altos em idosos okinawanos.

Se a dieta é o principal segredo da vida longa e livre de doenças dos okinawanos, qual de seus hábitos alimentares é o fator "central"? Entre todas as características enumeradas até então, uma se destaca: a RC, agora estabelecida como a intervenção mais poderosa que pode retardar o envelhecimento e aumentar a longevidade em diversas espécies, de leveduras a mamíferos. É também a intervenção fisiológica mais potente e reproduzível para proteger especificamente contra o câncer em mamíferos. A ideia de que os organismos podem viver mais e ter uma vida mais saudável reduzindo consideravelmente a ingestão de calorias não é uma ciência nova. Estudos envolvendo a expectativa de vida e os benefícios à saúde relacionados à restrição calórica têm sido publicados e revisados extensivamente, desde a publicação do artigo seminal do renomado nutricionista Clive McCay, da Universidade de Cornell, com Mary Crowell e Leonard Maynard, em 1935, no *Journal of Nutrition*, e citados milhares de vezes nas últimas décadas.[3] A equipe de McCay foi a primeira a demonstrar que a simples redução da ingestão calórica sem causar desnutrição quase dobrou a expectativa de vida dos ratos. Sua pesquisa forneceu a base para futuros estudos que mostram que o envelhecimento pode ser mais lento. Quase meio século depois, Richard Weindruch e Roy Walford relataram que a restrição calórica "iniciada por adultos" , e aos doze meses em ratos — equivalente a trinta anos em um humano —, não apenas aumentou a expectativa de vida, mas também reduziu a incidência de câncer espontâneo em mais de 50% nos ratos.[4] Várias décadas depois, pesquisas de laboratório demonstraram repetidamente o valor antienvelhecimento da restrição calórica em animais, de minhocas e moscas a roedores e primatas, com a forte implicação de que o mesmo deveria ser verdade para nossa espécie de primata. Os benefícios registrados em várias formas de vida apontam para um efeito altamente conservado, em termos de evolução, que provavelmente envolve genes comuns.

Os okinawanos — antes das influências alimentares das culturas ocidentais (após a Segunda Guerra Mundial, os Estados Unidos operaram bases militares lá, empregando dezenas de milhares de funcionários e familiares, que levaram supermercados, lanchonetes e fast-foods dos EUA) — eram modelos de restrição calórica. Eles consumiam cerca de 1.780 calorias por dia, de 11% a 15% a menos do que seria normalmente recomendado para manter o peso corporal. (Uma dieta típica de um adulto em um dia normal inclui cerca de 2.000 calorias.) Os okinawanos mais jovens que não seguiram uma dieta de RC tiveram maior IMC em todas as idades, bem como maior incidência de diabetes tipo 2 e maior risco de doença cardíaca.

Por definição, a restrição calórica envolve o consumo de menos calorias *sem desnutrição* ou privação de nutrientes essenciais. Isso desencadeia muitos efeitos biológicos no corpo que imitam os benefícios da longevidade de um medicamento como a rapamicina (discutida no capítulo 1). Embora os mecanismos moleculares que controlam o efeito da restrição calórica ainda estejam sendo investigados e debatidos, há uma aceitação mais ampla da hipótese de que a restrição calórica e a extensão da expectativa de vida envolvem uma desativação da sinalização da insulina e uma ativação da autofagia.

Em 2017, um consórcio de pesquisadores, incluindo alguns da Universidade de Wisconsin-Madison e do NIA, relataram na revista *Nature* que a restrição calórica crônica produz benefícios significativos para a saúde em macacos-rhesus — primatas com padrões de envelhecimento semelhantes aos humanos —, indicando "que os mecanismos de RC são provavelmente traduzíveis à saúde humana".[5] Os pesquisadores, um dos quais foi o famoso dr. Weindruch, descrevem um macaco que começou com uma dieta de restrição calórica de 30% quando tinha 16 anos, que é o fim da idade média para esse tipo de animal. O macaco-rhesus (seu nome é Canto) agora tem mais de quarenta anos, um recorde de longevidade para a espécie, equivalente a 130 anos humanos.

Em outro estudo recente dirigido por Valter Longo, da USC, que apresentei no capítulo 3, sua equipe sugeriu que é possível obter benefícios antienvelhecimento sem adotar uma vida inteira de fome crônica. Ele recomenda o que chama de "dieta análoga ao jejum", praticada apenas cinco dias por mês por três meses e repetida em intervalos conforme a necessidade. O professor Longo afirma que esse protocolo é "seguro, viável e eficaz na redução de fatores de risco para o envelhecimento e doenças relacionadas à idade".[6]

No estudo de Longo, os participantes seguiram um protocolo de 50% de calorias cuidadosamente projetado, totalizando cerca de 1.100 calorias no primeiro dia e 70% de restrição, cerca de 700 calorias, nos quatro dias seguintes, e depois comeram o que quiseram pelo resto do mês. Segundo Longo, a teoria subjacente da abordagem ativar/desativar é que os efeitos regenerativos do regime ocorrem a partir do período de *recuperação* após o jejum. Esse protocolo, mesmo que por apenas cinco dias, não é para todos. Foi bastante difícil para os participantes do estudo de Longo, o que resultou em uma taxa de abandono de 25%. Mas, para aqueles que continuaram, especialmente as pessoas obesas ou não saudáveis, vários benefícios foram registrados. Após o terceiro mês, os participantes tiveram diminuição da massa corporal (sem perda de massa muscular magra) e melhores níveis de glicose, triglicerídios e colesterol. O melhor de tudo é que esses resultados permaneceram por pelo menos mais três meses, mesmo depois de os participantes voltarem para a dieta normal.

Algumas pessoas praticaram voluntariamente graus extremos de restrição calórica ao longo de muitos anos, acreditando que prolongariam a expectativa de vida ou preservariam a saúde. Como destaca o NIA, estudos sobre esses indivíduos encontraram níveis notoriamente baixos de fatores de risco para doenças cardiovasculares e diabetes. Mas esses benefícios podem ter um custo. Os estudos também encontraram muitos outros efeitos fisiológicos cujos benefícios e riscos em longo prazo são incertos, como redução da libido e capacidade de manter a temperatura corporal em ambientes frios. Essas pessoas geralmente consomem vários suplementos nutricionais, o que limita o conhecimento de quais efeitos são causados pela restrição calórica *versus* outros fatores. Assim, com certeza uma prática segura como aquela de que os okinawanos desfrutam é suficiente; não precisa levar a RC a extremos. Existe uma lei de retornos decrescentes que deve ser respeitada.

Para realizar uma pesquisa mais rigorosa sobre a restrição calórica em humanos, o NIA apoiou um estudo clínico pioneiro, sob a direção da Faculdade de Medicina da Universidade Duke, chamado "Comprehensive Assessment of Long-Term Effects of Reducing Intake of Energy" — Calerie [Avaliação abrangente dos efeitos em longo prazo da redução de ingestão de energia].[7] É um estudo em andamento no Centro de Pesquisa Biomédica Pennington em Baton Rouge, Louisiana, no Centro de Pesquisa em Nutrição Humana e Envelhecimento Jean Mayer USDA na Universidade Tufts em Boston e na Escola de Medicina da Universidade de Washington em St. Louis, Missouri. Embora o estudo esteja sendo realizado, já temos alguns dados de testes concluídos desde o início em 2007. O estudo recrutou 218 adultos jovens e de meia-idade, com peso normal ou moderadamente acima do peso, que foram divididos aleatoriamente em dois grupos. As pessoas do grupo experimental foram instruídas a seguir uma dieta de restrição calórica por dois anos, enquanto as do grupo-controle seguiram sua dieta habitual.

O estudo foi desenvolvido para que os participantes do grupo experimental ingerissem 25% menos calorias por dia do que consumiam regularmente antes do estudo. Embora não tenham alcançado essa meta devido à grande dificuldade de reduzir tanto, eles conseguiram reduzir sua ingestão calórica diária em 12% e colher benefícios. Esses indivíduos mantiveram, em média, uma perda de 10% no peso corporal ao longo de dois anos. É importante ressaltar que um estudo de acompanhamento dois anos após o término da intervenção constatou que os participantes haviam sustentado grande parte dessa perda de peso.

Gostaria de reiterar aqui que os regimes de restrição calórica não são dietas de fome. A perda de peso obtida com a restrição calórica no estudo Calerie resultou em pesos corporais dentro da faixa normal ou acima do peso, mas mostrou redução de fatores de riscos para muitos problemas de saúde. Comparados com os participantes do grupo-controle, aqueles no grupo de restrição calórica apresentaram fatores de risco reduzidos (pressão arterial e colesterol LDL baixos) para doenças relacionadas à idade, como diabetes, doenças cardíacas e derrames. Eles também mostraram diminuição em alguns fatores inflamatórios e hormônios da tireoide (mais sobre a conexão da tireoide em breve). Existem evidências de que níveis mais baixos dessas medidas estão associados a uma expectativa de vida mais longa e a menor risco de doenças relacionadas à idade. Além disso, nos indivíduos com restrição calórica, não foram encontrados efeitos negativos em termos de qualidade de vida, humor, função sexual e sono.

A intervenção da restrição calórica causou ligeiros declínios na densidade óssea, na massa corporal magra (ou seja, músculos) e na capacidade aeróbica (a capacidade do corpo de usar oxigênio durante o exercício). No entanto, esses declínios geralmente não eram mais do que o esperado com base na perda de peso dos participantes. Outros estudos de curto prazo descobriram que a combinação de atividade física com restrição calórica protege contra perdas ósseas, de massa muscular e de capacidade aeróbica. Essa é outra pista a que precisamos dar atenção: dieta e exercícios ajudam a barrar possíveis efeitos adversos da ingestão calórica restrita. Devo acrescentar também que o grupo de estudos Calerie continua sendo avaliado por vários pesquisadores do mundo inteiro. Em 2019, por exemplo, uma equipe do Brasil e do Canadá concluiu que a RC nesses dois anos em participantes saudáveis teve efeitos positivos na memória de trabalho em comparação com o grupo-controle, que come o que quer. Tais resultados "abrem novas possibilidades para prevenir e tratar *deficit* cognitivos", escreveram os autores desse estudo.[8]

O que acontece quando o corpo é privado de uma abundância de calorias? E qual é a chave para reduzir sem uma sensação de privação? Vamos chegar à segunda pergunta mais tarde. Por enquanto, abordemos a primeira.

Os efeitos da restrição calórica no hormônio do crescimento e, por sua vez, nos níveis de insulina e IGF-1, são certamente importantes para manter seu interruptor de "crescimento" (mTOR) desativado para que os processos de autolimpeza (autofagia) estejam ativados. Lembre-se de que era possível atribuir a longevidade dos camundongos anões do dr. Andrezej Bartke, que viveram muito mais do que seus equivalentes normais, à deficiência de hormônio do crescimento. Isso está diretamente ligado à autofagia. Com menos hormônio de crescimento por perto, há um aumento da ação da autofagia para limpar a casa. E qual é a relação entre restrição calórica e autofagia? Um estresse leve sobre o corpo na forma de restrição calórica liga o botão de autofagia. Quando isso acontece, há um aumento na renovação das proteínas e na reparação celular. Em outras palavras, o corpo é forçado a se renovar! Se para reformar a cozinha é preciso descartar coisas velhas antes de trazer novas e pintar as paredes, o mesmo ocorre no corpo. Certas proteínas e tecidos são degradados para formar novos que irão substituí-los. Essa é a essência da autofagia.

Uma das teorias mais convincentes do envelhecimento, de fato, gira em torno da falta de renovação das proteínas no corpo. Se o corpo não puder se decompor e eliminar as proteínas antigas à medida que cria novas, a proteína danificada se acumulará e começará a causar estragos (observe que isso não se refere apenas à proteína muscular — a proteína está presente em todo o corpo, do coração à pele). A rotatividade equilibrada de proteínas é fundamental e estimulada pela restrição calórica.

Vários estudos têm se concentrado nos efeitos da RC usando animais de laboratório. A restrição calórica afeta muitos processos propostos para regular a taxa de envelhecimento. Isso inclui inflamação, metabolismo do açúcar, manutenção de estruturas de proteínas, capacidade de fornecer energia para processos celulares e modificações no DNA. Outro processo afetado pela restrição calórica é o estresse oxidativo, a produção de subprodutos tóxicos (chamados radicais livres) do metabolismo do oxigênio que podem danificar células e tecidos. Os radicais livres, tenho certeza de que você já ouviu falar deles, são como átomos desonestos no corpo que podem ser prejudiciais quando se acumulam e não são neutralizados por antioxidantes.

Muitos desses processos que acabei de mencionar foram afetados de maneira semelhante pela restrição calórica no estudo Calerie em humanos. À medida que os participantes do estudo diminuíam a ingestão calórica, o corpo deles usou a autofagia com os benefícios resultantes, incluindo uma desaceleração geral do envelhecimento. Uma regra geral a seguir com a qual muitos especialistas nessa área da medicina concordam é comer 15% menos a partir dos 25 anos. Essa redução pode adicionar quatro anos e meio saudáveis à sua vida, de acordo com Eric Ravussin, que estuda a saúde e o desempenho humano no Centro de Pesquisa Biomédica Pennington, na Louisiana, e estava entre os cientistas que lideraram o estudo Calerie.[9]

Outro estudo que vale a pena mencionar foi feito por Edward Weiss e seus colaboradores da Universidade de Saint Louis.[10] Lá eles estudaram homens e mulheres, entra cinquenta e sessenta anos, que não fumavam, não eram obesos e estavam com boa saúde, mas eram relativamente sedentários. Os voluntários foram divididos em três grupos — um grupo de restrição calórica, um grupo de exercícios e um grupo-controle — e acompanhados por um ano. O grupo de restrição calórica reduziu de trezentas a quinhentas calorias por dia (se você está se perguntando como fazer isso facilmente, consulte o quadro na página 80). Os voluntários do grupo de exercícios mantiveram a dieta habitual e se exercitaram regularmente. Enquanto os grupos de restrição calórica e exercício tiveram alterações semelhantes da massa de gordura corporal, apenas aqueles no grupo de restrição calórica também apresentaram hormônios tireoidianos mais baixos.

Os hormônios tireoidianos baixos parecem uma coisa ruim, e muitas pessoas tomam suplemento hormonal tireoidiano para corrigir a disfunção tireoidiana que pode levar ao hipotireoidismo ou a uma tireoide com baixo desempenho. Uma tireoide hiperativa, ou hipertireoidismo, também é possível, mas o primeiro é muito mais comum. Claro que os hormônios da tireoide, produzidos pela glândula tireoide na base do pescoço, são importantes para uma ampla variedade de funções biológicas. São responsáveis por crescimento, taxa de metabolismo e gasto de energia, ajudando a manter a cognição e a saúde óssea e cardiovascular. É por isso que qualquer disfunção da glândula tireoide e sua produção podem ser prejudiciais à saúde. Agora, aqui está o mais intrigante: acontece que algumas formas de função reduzida da tireoide tendem a se associar ao aumento da longevidade em várias espécies. E uma predisposição a baixos níveis de hormônio da tireoide parece ser herdada em famílias de vida longa. Os pesquisadores sugerem que a menor atividade hormonal da tireoide pode desviar o gasto de energia do corpo do crescimento e da proliferação em favor da manutenção protetora (autofagia), mantendo o corpo saudável por mais tempo. Outra explicação para os benefícios de níveis mais baixos de hormônios da tireoide se relaciona com menos estresse oxidativo no corpo. Uma questão importante é que a função "reduzida" não significa "fora da faixa normal". É possível ter uma função tireoidiana baixa dentro da faixa normal para colher os benefícios de uma tireoide saudável no corpo e uma chance maior de uma vida mais longa.

O dr. Weiss continua a dedicar sua pesquisa a registrar os benefícios da RC e do exercício, especialmente quando usados em conjunto. Em alguns de seus trabalhos mais recentes, seu laboratório descobriu que a combinação de RC e exercício aumenta o metabolismo — especialmente a regulação da glicose e a sensibilidade à insulina —, muito mais do que qualquer uma dessas intervenções isoladamente, mesmo quando a perda de peso é igual.[11] Eu ajudarei você a encontrar um regime de RC no programa descrito no capítulo 9. Por enquanto, vejamos alguns monges de vida longa.

COMO GERAR (FACILMENTE) UM *DEFICIT* DE QUINHENTAS CALORIAS POR DIA

1. Abandone o pão; coma salada em vez de sanduíche.
2. Troque o refrigerante por água.
3. Beba seu café preto sem adicionar adoçantes ou outros açúcares (e sem misturar tipos diferentes de café).

4. Cozinhe suas refeições em casa. Ao pedir comida, comer fora ou aquecer refeições pré-preparadas, você consome muito mais calorias (além de ingredientes ultraprocessados).
5. Coma mais devagar. Isso possibilitará que você coma até trezentas calorias a menos por refeição, de acordo com um estudo do *Journal of the American Dietetic Association*. Durante um dia, sua economia será superior a quinhentas calorias.[12]
6. Exercite-se antes do café da manhã. Um estudo japonês de 2015 descobriu que, quando você se exercita antes do café da manhã, metaboliza cerca de 280 calorias a mais ao longo do dia, em comparação com o mesmo exercício à noite.[13] Adicione isso a uma regra de não comer depois das 19h e você diminuirá 520 calorias. O *British Journal of Nutrition* revelou em 2013 que a eliminação de lanches noturnos ajudou as pessoas a consumir 240 calorias a menos por dia.[14]
7. Guarde o telefone durante as refeições. De acordo com um estudo publicado no *American Journal of Clinical Nutrition*, as pessoas que olhavam o celular durante o almoço, para ler mídias sociais, navegar na internet em geral ou se distrair com um jogo, tendiam a não se lembrar bem da refeição, se sentiam menos saciadas e comiam mais à tarde — além de ingerir cerca de 200 calorias a mais por dia.[15]

Viva (muito) como um monge

Eles praticamente não têm câncer, doença cardíaca ou doença de Alzheimer. Também vivem cerca de uma década a mais do que o grego médio. Quem são essas pessoas? São um grupo de aproximadamente 2 mil monges ortodoxos gregos que vivem em cerca de vinte mosteiros no monte Atos, uma península montanhosa no nordeste da Grécia. A vida em Atos mudou pouco nos últimos milênios. A maior parte do dia é ocupada com tarefas — limpar, cozinhar e cuidar de hortas. Desde 1994, os monges foram testados regularmente e apenas onze desenvolveram câncer de próstata, três quartos a menos que a média internacional. Câncer de pulmão e bexiga são inexistentes.

Segundo a mitologia grega, o gigante Atos jogou uma pedra em Zeus, que a derrubou no chão perto da Macedônia, cujo pico se tornou o local sagrado do monte Atos. Embora esteja conectado ao continente da Grécia, consiste em uma longa península com lados íngremes, cercada por mares turbulentos. No século v a.C., o historiador grego Heródoto escreveu que os persas tinham perdido trezentos navios e 20 mil homens em uma tempestade na costa do monte Atos, obrigando o general persa Mardônio a recuar de volta para a Ásia Menor. Em 411 a.C., os espartanos também perderam cinquenta navios para esses mares perigosos. Até hoje, o lugar permanece acessível praticamente apenas por balsa.

Segundo a tradição, a Virgem Maria, após a morte de Cristo, estava navegando com são João Evangelista em direção ao Chipre para visitar Lázaro. Apanhado em uma tempestade repentina, o barco foi desviado para a península de Atos. Maria desembarcou e ficou imediatamente impressionada com a beleza da terra. Ela abençoou a ilha e pediu ao filho Jesus que desse a ela como um jardim. Diz a lenda que se ouviu uma voz dizendo: "Que este lugar seja sua herança e seu jardim, um paraíso e um refúgio de salvação para aqueles que procuram ser salvos". E, a partir de então, nenhuma mulher teria a permissão de entrar lá, por respeito à Virgem Maria.

Acredita-se que os monges chegaram ao monte Atos por volta do século III. Uma lenda diz que as mulheres foram banidas porque eles ficaram muito à vontade com as pastoras; outra lenda afirma que, após vários monges relatarem visões da Virgem Maria, foi decidido que os monges de Atos deveriam se dedicar a ela e que nenhuma outra mulher poderia ofuscá-la. Desde pelo menos o século IX, esse estado autônomo da Grécia foi proclamado um lugar sagrado dos monges, e a entrada na ilha foi limitada apenas aos homens. Mesmo agora, o número de visitantes diários é limitado e continua proibida a entrada de mulheres. É o único Patrimônio Mundial da Unesco reconhecido tanto por sua importância cultural (eles têm obras de arte religiosa e textos de mais de mil anos) quanto natural.

Os monges do monte Atos guardam muitos segredos, e entre os mais comentados — além do passado histórico e mítico da região — está a saúde extraordinária deles, que é algo atribuído a seus hábitos alimentares parecidos com os de Okinawa. Os monges fazem duas refeições ao estilo da dieta mediterrânea por dia. Ambas as refeições duram apenas dez minutos. O café da manhã é apenas pão duro e chá. A refeição da noite contém um pouco de peixe, pão, vegetais, frutas e legumes cultivados na região e vinho tinto (laticínios e ovos são fornecidos pelas áreas circundantes, pois a pecuária e a avicultura são proibidas; os monges comem queijo e ovos). Alguns dos mosteiros à beira-mar se especializaram em capturar polvos, uma iguaria que é amaciada ao bater nas rochas. O peixe também alimenta os gatos de Atos, protegidos pelos monges por suas habilidades de captura de ratos (as gatas são as únicas fêmeas intencionalmente permitidas no monte Atos; a política antifeminina é o que proíbe a criação de animais e de aves).

Três dias por semana, os monges jejuam, fazendo apenas uma dieta vegana. Jejuar na Igreja Ortodoxa Grega significa abster-se de carne, alguns tipos de peixe, laticínios (leite, queijo e iogurte), óleo e vinho. Somente em raros dias de festa os monges comem doces, como bolo ou sorvete e, mesmo assim, com moderação. Os livros sagrados cristãos ortodoxos recomendam um total de 180 a duzentos dias de jejum por ano.

A pesquisadora grega Katerina Sarri, da Universidade de Creta, analisou os efeitos do jejum ortodoxo grego nos lipídios sanguíneos e na obesidade.[16] Ela comparou sessenta indivíduos que jejuavam nas épocas sagradas do ano — quarenta dias no Natal, 48 na Quaresma e quinze dias na Assunção — com adultos gregos semelhantes que não praticavam o jejum. Caracterizou que os jejuns ortodoxos gregos exigem uma dieta vegetariana periódica, com alguns frutos do mar, uma vez que frutos do mar como camarões, lulas, chocos, polvos, lagostas, caranguejos e caracóis (todos sem "espinha dorsal") são permitidos nos dias de jejum durante todo o ano. As pessoas que jejuaram tiveram colesterol total 12% menor e LDL 16% menor em comparação com os que não jejuaram. O HDL era um pouco menor, mas as taxas de LDL/HDL eram melhores.

O jejum intermitente, às vezes chamado de alimentação com restrição de tempo, tem uma longa história, que remonta a milhares de anos (há uma razão para a maioria das religiões incorporar o jejum em sua prática). Como é presumível, há sobreposição entre a prática do jejum e a restrição calórica, porque a natureza do jejum resulta em restrição calórica. E alguns protocolos, como os do dr. Longo descritos anteriormente, envolvem uma mistura de jejum em alguns dias e redução de calorias em outros.

Hipócrates, um médico grego que viveu nos séculos V e IV a.C., foi um dos pais da medicina ocidental, de quem herdamos o Juramento de Hipócrates. Entre seus escritos, ele propôs que tanto a doença quanto a epilepsia poderiam ser tratadas com completa abstinência de comida e bebida. Já Plutarco, outro filósofo greco-romano, disse em sua obra *Conselhos para preservar a saúde:* "Em vez de usar remédios, é melhor jejuar por um dia". Avicena, o grande médico árabe, costumava prescrever jejum por três semanas ou mais.

Os gregos antigos usavam jejum e dietas com restrição calórica para tratar a epilepsia. O médico grego Erasístrato declarou: "Alguém inclinado à epilepsia deve jejuar sem piedade e ser submetido a rações curtas". E Galeno, o famoso médico e cirurgião grego que atuou durante o Império Romano no século II a.C., recomendou uma "dieta atenuante". Uma abordagem baseada no jejum para o tratamento da epilepsia foi revivida na década de 1920 pelo osteopata norte-americano Hugh Conklin, de Battle Creek, Michigan, que recomendou uma "dieta de água" de 18 a 25 dias.

Além disso, nos tempos antigos, o jejum era usado para desintoxicar o corpo e purificar a mente para alcançar uma saúde natural completa. O filósofo grego Pitágoras exigia que seus discípulos realizassem um jejum de quarenta dias antes que ele começasse a ensinar sua filosofia. Alegava que, somente após um jejum de quarenta dias, as mentes de seus discípulos poderiam estar suficientemente purificadas e esclarecidas para entender os profundos ensinamentos dos mistérios da vida. Até Benjamin Franklin nos deu sua opinião de que "o melhor de todos os remédios é descansar e jejuar".

Em um artigo de 2014, revisado por pares, de autoria do já mencionado dr. Valter Longo e do dr. Mark Mattson, pesquisador do NIH, eles escrevem: "Agora sabemos que o jejum resulta em cetogênese; promove potentes mudanças nas vias metabólicas e nos processos celulares, como resistência a estresse, lipólise e autofagia; e pode ter aplicações médicas que, em alguns casos, são tão eficazes quanto as substâncias aprovadas, como a atenuação de convulsões e danos cerebrais associados às convulsões e à melhoria da artrite reumatoide".[17]

Mark Mattson é um pesquisador prolífico nessa área hoje, atuando como professor de neurociências na faculdade de medicina da Universidade Johns Hopkins e chefe do laboratório de neurociência do NIA. Ele sabe que o jejum confere mais do que apenas benefícios a pessoas propensas a convulsões (muito mais no próximo capítulo sobre a história da epilepsia e das dietas cetogênicas) e esteve envolvido em alguns dos estudos que já abordamos. É particularmente interessado em saber como o jejum pode melhorar a função cognitiva e reduzir o risco de doenças neurodegenerativas. Mattson realizou estudos em que sujeitou os animais a jejum em dias alternados, com uma dieta restrita em calorias de 10% a 25% nos dias intermediários em que comiam. Segundo ele, "se repetir isso quando os animais são jovens, eles vivem 30% mais".[18] As células nervosas dos animais foram mais resistentes à degeneração. E, quando ele realizou estudos semelhantes em mulheres ao longo de várias semanas, descobriu que elas perderam mais gordura corporal, retiveram mais massa muscular magra e tiveram uma melhora na regulação da glicose.[19]

Ironicamente, um dos mecanismos que desencadeia essas reações biológicas não é apenas a autofagia, mas o *estresse*. Durante o período de jejum, as células sofrem um estresse leve e respondem de forma adaptativa, melhorando sua capacidade de lidar com ele e, talvez, de resistir a doenças. Outros estudos confirmaram essas descobertas.[20] Quando o jejum é feito corretamente, reduz a pressão sanguínea, melhora a sensibilidade à insulina, aumenta a função renal, melhora a função cerebral, regenera o sistema imunológico e eleva a resistência a doenças, como o câncer. O segredo para alavancar o poder do jejum, no entanto, reside em seguir um protocolo que libera a autofagia enquanto mantém o metabolismo em funcionamento. Nos seres humanos, dependendo do nível de atividade física, 12 a 24 horas de jejum normalmente resultam em uma diminuição de 20% ou mais no açúcar no sangue e na depleção do glicogênio no fígado, provocando a queima de gordura para conseguir energia.

Você provavelmente já ouviu falar sobre o jejum intermitente porque várias "dietas de jejum" se tornaram populares. Esses programas (e os livros correspondentes) divulgam a capacidade de comer tudo o que você deseja contanto que se limite a uma refeição por dia ou sugerem que você jejue por dois a três dias por semana e coma o quanto quiser nos dias restantes. Mas eis a verdade:

não há evidências claras de que isso desencadeie os níveis de autofagia necessários para melhorar a saúde e diminuir o risco de doença. Existem muitas maneiras de praticar o jejum, que descreverei no capítulo 9. As evidências até o momento dizem que o ponto ideal é em torno de dezesseis horas, o que não é uma tarefa difícil. Basta não comer nada depois das sete da noite e pular o café da manhã na manhã seguinte.[21] Bastante possível. Uma questão comum nas dietas, no entanto, vai contra o conhecimento convencional: devemos ingerir a maior parte de nossa alimentação diária *do meio ao início da tarde*.

Se apenas uma imagem do estudo de padrões alimentares entre os seres humanos de vida mais longa do planeta está começando a se tornar visível, claramente não se trata de três refeições por dia, além de lanches, conforme o padrão de alimentação típico dos norte-americanos. Se você pode jejuar durante a noite e pular o café da manhã algumas vezes por semana, além de reduzir o consumo calórico geral em alguns dos outros dias, estará no caminho de uma vida mais saudável, mais forte e mais resistente. Ou, pelo menos, evite comer muito depois de certo horário, digamos, depois das duas da tarde. Na verdade, em 2019, Eric Ravussin e sua equipe do Centro de Pesquisas Biomédicas Pennington, em colaboração com pesquisadores da Universidade do Alabama, publicaram um artigo impressionante que mostra o impacto que uma alimentação com restrição de tempo causa no metabolismo, nas marcas de envelhecimento e na autofagia.[22] Foi um pequeno estudo envolvendo apenas onze pessoas, mas que registrou resultados alarmantes. Quando as pessoas pararam de comer depois das oito da noite e passaram a comer entre oito da manhã e duas da tarde, elas tiveram melhorias acentuadas nos níveis de glicose de 24 horas, sinais de ritmo circadiano e expressão de genes ligados ao envelhecimento e à autofagia. (Observação: toda essa conversa sobre o tempo pode parecer confusa, mas você não precisará elaborar seu próprio plano de tempo limitado; darei algumas opções a seguir.)

Outra estratégia importante para a dieta, geralmente ignorada, é a restrição de proteínas. Isso mesmo: é melhor não comer muita proteína. Mencionei anteriormente o poder da renovação das proteínas no organismo, e a restrição de proteínas está relacionada a essa importante lição. Embora a prática da restrição calórica geral traga benefícios ao peso, é realmente a restrição proteica que carrega a carga de benefícios à saúde. Se reduzir o consumo calórico parece uma proposição horrenda (e você não precisa perder peso), tenho uma boa notícia: a restrição de proteínas — *sem a restrição de calorias* — está entre as intervenções mais promissoras que surgiram para promover o envelhecimento saudável em humanos. Não vai parecer que você está se "restringindo", e é por isso que é melhor chamá-la *ciclo de proteínas*.

OS PERIGOS DA PROTEÍNA EM EXCESSO

A proteína é essencial para o corpo crescer e se recuperar. Alimentos ricos em proteínas, como laticínios, carnes, ovos, peixe e feijão, são quebrados em aminoácidos no estômago e absorvidos no intestino delgado. O fígado classifica de quais aminoácidos o corpo precisa. O resto é liberado em sua urina. A proteína fornece o suporte estrutural para todas as células do corpo e é um componente da pele, articulações, ossos, unhas, músculos e muito mais. As proteínas estão envolvidas no funcionamento do sistema imunológico, na regulação hormonal e na transmissão de sinais de um órgão para outro.

Adultos que não são especialmente ativos devem ingerir por dia aproximadamente 0,75 g de proteína a cada quilograma de seu peso. Em média, são 55 g para homens e 45 g para mulheres — ou duas porções de carne, peixe, tofu ou nozes do tamanho da palma da mão. Não consumir proteína suficiente pode causar queda de cabelo, erupções cutâneas e perda de peso, à medida que a massa e a força muscular diminuem. Mas esses efeitos colaterais são muito raros e ocorrem principalmente em pessoas com transtornos alimentares. Um problema comum mais preocupante é consumir *proteína em excesso*.

Quando lemos sobre as chamadas zonas azuis — áreas no mundo onde a genética ou o estilo de vida conferem aos habitantes saúde e longevidade superiores, como os okinawanos e os monges gregos —, o único local relacionado nos Estados Unidos é Loma Linda (em português, "Colina Linda"), na Califórnia, a leste do centro de Los Angeles. Em 2005, a revista *National Geographic* apresentou Loma Linda como um dos três lugares do mundo com a maior longevidade humana. Ao contrário da poluída Los Angeles, Loma Linda é escassamente povoada e cerca de 9 mil de seus 23 mil habitantes são membros da Igreja Adventista do Sétimo Dia. Os moradores que seguem as crenças da igreja, que defende uma vida saudável, livre de glutonaria e excessos, vivem cerca de dez anos a mais do que os norte-americanos de outras cidades. Eles são incentivados a praticar exercícios e evitar substâncias nocivas, como tabaco, álcool e psicoativos. Também recomendam uma dieta vegetariana bem equilibrada que, além de não incluir carne, é rica em legumes, grãos integrais, nozes, frutas e vegetais, junto com uma fonte de vitamina B12, como ovos, iogurte, queijo ou um suplemento. Em resumo, as dietas são muito, muito mais baixas em proteínas (especialmente proteínas animais) do que a dieta do norte-americano médio de hoje. (De acordo com os principais cientistas que trabalham neste campo, a maioria dos norte-americanos consome cerca de duas vezes mais proteínas do que o necessário.) E uma das tendências que impulsiona esse movimento de saúde centrado em proteínas é o fascínio pelas dietas do tipo "paleo" e carnívora.

Devido ao foco na restrição de carboidratos refinados e açúcar, essas dietas populares com baixo teor de carboidratos têm seus méritos. Mas também têm um lado sombrio: a ingestão de baixo carboidrato/paleo geralmente resulta em ingestão excessiva de uma proteína derivada de animal que vai se virar contra você de várias maneiras.[23] A seguir, os reveses que as dietas ricas em proteínas apresentam:

- *Danos aos rins*: consumir muita proteína sobrecarrega os rins, que precisam filtrar o excesso de nitrogênio encontrado nos aminoácidos da proteína. Isso é problemático em especial para qualquer pessoa que tenha doença renal ou predisposição a desenvolvê-la.
- *Ganho de peso*: embora, em curto prazo, seja muito comum que essa dieta cause emagrecimento, por fim, todo esse excesso de proteína será armazenado como gordura com excesso de aminoácidos excretados na urina.
- *Aumento do risco de doença cardíaca*: dietas ricas em proteínas geralmente envolvem mais gordura saturada e colesterol, ambos fatores associados ao risco de doença cardiovascular. Além disso, um estudo de 2018 mostrou que o consumo prolongado de carne vermelha aumenta o N-óxido de trimetilamina (TMAO), substância química gerada no intestino e associada a doenças cardíacas.[24]

- *Aumento do risco de câncer*: muitas dietas ricas em proteínas endossam o consumo de carne vermelha. Vários estudos mostram que a alta ingestão de carnes vermelhas e processadas está associada a certos tipos de câncer, principalmente de mama, próstata e cólon. De fato, em um estudo de 2014 que acompanhou uma grande amostra de adultos por quase duas décadas, os pesquisadores descobriram que manter uma dieta rica em proteínas animais durante a meia-idade aumenta em quatro vezes a probabilidade de morrer de câncer do que em pessoas com consumo baixo de proteínas — fator de risco de mortalidade comparável com o tabagismo.[25] O culpado aqui é o aumento dos níveis de hormônio do crescimento IGF-1 que acompanham a ingestão de proteínas. A pesquisa mostra que, para cada aumento de 10 ng/ml em IGF-1, aqueles em uma dieta rica em proteínas durante a meia-idade tinham 9% mais probabilidade de morrer de câncer do que os que consumiam poucas proteínas. O mesmo estudo de 2014 também revelou que pessoas entre cinquenta e 65 anos de idade com uma dieta rica em proteínas (definidas como 20% ou mais das calorias diárias provenientes de proteínas) tiveram um aumento de 75% na mortalidade geral e um risco 73 vezes maior de mortalidade relacionada a diabetes. As pessoas na categoria de proteína moderada (10% a 20% das calorias provenientes da proteína) tiveram um aumento quase 23 vezes maior no risco de mortalidade por diabetes e um risco três vezes maior de mortalidade por câncer do que o grupo de baixa proteína (menos de 10% de calorias provenientes de proteínas). O que me leva às consequências metabólicas...
- *Aumento do risco de distúrbios metabólicos*: frequentemente ouvimos que muito açúcar aumenta o risco de intolerância à glicose, resistência insulínica e diabetes tipo 2. E a proteína? Acontece que ela também pode aumentar consideravelmente seus riscos para essas doenças. Estudos que remontam a meados dos anos 1990 mostram que dietas ricas em proteínas estão associadas a esses mesmos efeitos. Um estudo de 2017 do *Journal of the American Medical Association* examinou as mortes de mais de 700 mil pessoas em 2012 por doenças cardíacas, derrame e diabetes tipo 2.[26] Os pesquisadores

descobriram que quase 50% das mortes estavam relacionadas a más escolhas nutricionais. Para aqueles que já tinham diabetes, o risco de morte aumentava se consumissem mais carnes processadas (nos últimos cinquenta anos, houve um aumento de 33% no consumo de carne processada). Quando a Escola de Saúde Pública de Harvard analisou dados de estudos longitudinais de profissionais de saúde masculinos e femininos que foram acompanhados por um período de 14 a 28 anos, foi calculado que uma porção diária de carne vermelha não muito maior que um baralho aumentava o risco de diabetes em adultos em 19%.[27] Isso ocorreu após o ajuste para outros fatores de risco. Os piores vilões eram carne vermelha processada, como salsicha de cachorro-quente e bacon. Uma porção diária equivalente à metade desse tamanho de carne vermelha processada foi associada a um aumento de 51% no risco. (O risco médio em dez anos de desenvolver diabetes para adultos nos Estados Unidos é de cerca de 10%.) Outro estudo divulgado em 2017 por pesquisadores da Finlândia analisou as dietas de mais de 2.300 homens de idades entre 42 e 60 anos.[28] No início, nenhum dos participantes tinha diabetes tipo 2. Após dezenove anos, 432 participantes passaram a ter. Os pesquisadores descobriram que aqueles que ingeriam mais proteína animal e menos proteína vegetal tinham um risco 35% maior de desenvolver diabetes. Isso incluía qualquer tipo de carne — carne vermelha processada e não processada, carnes brancas e carnes variadas, de órgãos como língua ou fígado.

Nunca vou me cansar de repetir: as proteínas estimulam a liberação de insulina tanto quanto os carboidratos! Muitas vezes, não pensamos nisso porque tendemos a relacionar a liberação de insulina apenas com açúcar. Uma das funções da insulina é enviar aminoácidos de proteínas quebradas para tecidos magros, como músculos. Mas aqui está a diferença: a proteína não fornece glicose rápida, como o carboidrato. Se esse processo não fosse controlado, fazer uma refeição rica em proteínas causaria hipoglicemia (baixo nível de açúcar no sangue), pois a liberação de insulina suprimiria muito a glicose no sangue. A liberação de glucagon equilibra a insulina, impedindo a hipoglicemia quando fazemos uma refeição rica em proteínas. No entanto, certos aminoácidos que parecem ser mais potentes na carne e nos laticínios do que nos vegetais, como a leucina e a isoleucina, não apenas estimulam muito a liberação de insulina, mas, ao contrário de outros aminoácidos, desconectam em vez de promover a liberação de glucagon. Acredita-se que esses aminoácidos, assim como o triptofano, que aumenta a liberação de insulina muito mais que os outros aminoácidos, sejam os principais responsáveis pelo aumento da obesidade e da resistência insulínica que acompanham a ingestão crônica de altos níveis de carne e laticínios.

E onde nossa autofagia promotora da saúde se encaixa nesse quadro proteico? Bem, quando você reduz a ingestão de proteínas, especialmente proteínas animais, diminui os níveis de insulina e, por sua vez, aumenta o glucagon e ativa a autofagia. Isso explica por que o ciclo de proteínas ou a redução da ingestão de proteínas de maneira cíclica têm um efeito semelhante ao jejum. Uma das principais razões para o ciclo de proteínas ser efetivo em melhorar a juventude é porque o corpo não pode criar sua própria proteína; ele é forçado a encontrar todas as formas possíveis para reciclar a proteína existente que você já forneceu. Nosso corpo pode lidar com períodos sem proteína. Se você pensar bem, isso remonta aos nossos ancestrais, como os caçadores-coletores, que muitas vezes precisavam sobreviver por longos períodos sem uma caçada bem-sucedida. Além de melhorar a autofagia, o ciclo de proteínas, com a restrição calórica e o jejum intermitente, ajudará a reduzir o risco de doenças que citei: diabetes, câncer e doenças cardíacas. Lembre-se: estas são as doenças da civilização, também conhecidas como excesso de consumo.

O ciclo de proteínas pode se tornar a ferramenta mais poderosa para recuperar o metabolismo e aumentar as chances de uma vida longa e livre de doenças. Isso é especialmente útil para pessoas que acham irreal demais se comprometer com os rigores da restrição calórica e do jejum. No capítulo 9, oferecerei várias estratégias que você pode adaptar às suas preferências. Para algumas pessoas, uma mistura rítmica de RC, jejum e ciclos de proteínas funcionará para elas e será prática o suficiente. Para outros, será preciso um protocolo menos exigente. Entendo: somos diferentes e enfrentamos nossos próprios desafios de saúde, metas, fatores de risco e escolhas de estilo de vida.

A chave será o estabelecimento de uma estrutura básica a seguir durante a maior parte do ano, construindo hábitos factíveis e eficazes — e que ajudam você a alcançar seus objetivos.

Por fim, devo falar um pouco mais sobre laticínios.

LEITE DERRAMADO

Os efeitos registrados dos laticínios no corpo (e seu amortecimento da autofagia) são tão convincentes que, em minha opinião, nenhum adulto deve consumir regularmente produtos feitos com leite de vaca. Hominídeos, como todos os mamíferos, consomem o leite de sua própria espécie durante o período de amamentação. No entanto, após o desmame, o consumo de leite e derivados de outros mamíferos teria sido quase impossível antes da domesticação do gado, devido às dificuldades inerentes à captura e à ordenha de mamíferos selvagens. Embora as ovelhas tenham sido domesticadas por volta de 9000 a.C. e as cabras e vacas em 8000 a.C., as evidências históricas da produção leiteira datam de 4100-3500 a.C., a partir de resíduos de gorduras lácteas encontradas em cerâmica na Grã-Bretanha. Tomados em conjunto, esses dados indicam que os laticínios, em uma escala evolutiva do tempo, são relativamente novos na dieta dos hominídeos.

A frase "beba todo o seu leite" é comum na maioria dos lares norte--americanos, em que as crianças cresceram vendo os famosos anúncios "Got Milk?" [Tem leite?] e "Milk Mustache" [bigode de leite] dos anos 1980 e 1990 que incentivavam a beber leite diariamente se elas quisessem crescer saudáveis e fortes como os atletas e estrelas de cinema favoritos. Beber leite na fase de crescimento e desenvolvimento é uma coisa. Um adulto consumir enormes quantidades de leite é outra. Desde aquela época, no entanto, os supostos benefícios à saúde do consumo de laticínios foram gradualmente engolidos pelas preocupações sobre o potencial papel do leite nas taxas crescentes de obesidade, diabetes, alergias, distúrbios digestivos e outros problemas crônicos de saúde. Estudos de controle de caso (observacionais) em diversas populações mostraram uma associação forte e consistente entre as concentrações séricas de IGF-1 e o risco de câncer de próstata.[29] Foi demonstrado que esse aumento do IGF-1 promove o crescimento de células prostáticas cancerígenas.

Outro problema com os laticínios é o processo prejudicial de pasteurização. Embora esse processo reduza o pequeno risco de contaminação do leite, elimina os probióticos benéficos, desnatura as proteínas e transforma o leite de fonte de nutrição em fonte de muitos problemas de saúde. A pasteurização também transforma os açúcares de lactose do leite em açúcares de betalactose que o corpo absorve mais rapidamente, causando picos de açúcar no sangue.

Muitas pessoas têm dificuldade para digerir o leite de vaca devido a seu soro e às proteínas de caseína. O soro de leite aumenta os níveis de insulina (o que pode causar resistência insulínica e altos níveis de glicose no sangue e, por sua vez, inflamação), e a caseína promove a liberação de IGF-1 (que mantém o mTOR ativado e a autofagia desativada, como observado anteriormente). A caseína também demonstrou desencadear respostas imunes em algumas pessoas, o que naturalmente aumentará os níveis sistêmicos de inflamação.[30] Muitos fisiculturistas desenvolvem acne, em parte, por conta do consumo de shakes e barras de proteína à base de soro de leite (os esteroides sintéticos que alguns tomam também não ajudam). Tanto o soro de leite quanto a caseína estão relacionados há muito tempo com o desenvolvimento da acne. Durante o programa, peço que você tente se afastar do leite de vaca e recorra a alternativas que não sejam baseadas em proteínas de origem animal, como leite de amêndoa, linhaça ou cânhamo. Para aqueles que realmente precisam de um leite tradicional, o leite de ovelha pode ser uma possibilidade. As pessoas que desenvolvem intolerâncias ao leite de vaca (e até de cabra) geralmente descobrem que os produtos lácteos de ovelha, inclusive certos queijos, são os únicos produtos que podem ingerir com segurança.

Se eu tivesse que dizer qual padrão alimentar é o pior, eu diria que é o consumo excessivo de proteínas lácteas e animais. Seria presumível falar em açúcar ou gordura ruim e sal, mas, se parar para pensar, o excesso de açúcar, gordura e sal acompanha refeições carregadas de proteínas animais processadas e laticínios (repare só no clássico norte-americano cheeseburger com batatas fritas e milk-shake). O que geralmente não se ouve por aí é que os laticínios e a carne contêm uma grande quantidade de três aminoácidos em particular que interromperão a autofagia. São chamados de leucina, isoleucina e valina, conhecidos nos círculos nutricionais como BCAAS (aminoácidos de cadeia ramificada) devido à sua estrutura molecular. Embora esses aminoácidos essenciais sejam necessários em nossas dietas para desempenhar certas funções no corpo, a maioria das pessoas os consome demais, com implicações de longo alcance na saúde. Está bem comprovado que a redução da ingestão desses BCAAS de fontes animais pode melhorar o metabolismo, mas pesquisas mais recentes chegaram a mostrar que elas podem afetar os hormônios e receptores do estrogênio.

Em 2019, por exemplo, foi publicado na revista *Nature* que as mulheres em tratamento de câncer de mama podem perder sua resposta a um medicamento quimioterápico como o tamoxifeno se suas dietas forem ricas em leucina.[31] A leucina ativa o mTOR, que é o interruptor que aumenta a divisão e a proliferação celular. A leucina não apenas melhora a proliferação celular normal, mas também a das células de câncer de mama, enquanto a diminuição dos níveis de leucina suprime o crescimento delas. Em outras palavras, você pode diminuir a proliferação celular e matar seu câncer de fome ao limitar a ingestão de leucina. Na verdade, a dieta pode ser anticancerígena. Acho que isso explica por que uma a cada oito mulheres desenvolve câncer de mama na vida. A maioria desses cânceres (75%) é de casos de receptores de estrogênio positivos que precisam de estrogênio e/ou progesterona para crescer. Em geral, se pessoas que ingerem muitos shakes e barras de proteína para musculação vivem com maior risco de câncer é devido à presença desses BCAAS.

Os BCAAS servem a um propósito no corpo e são necessários para o crescimento e a reparação, mas o ideal é consumi-los com moderação e principalmente de fontes vegetais. Quando você estiver focado em fazer a autofagia por determinados meses do ano, evite esses nutrientes. Novamente, se você seguir o protocolo da dieta descrita no capítulo 9, reduzirá automaticamente sua ingestão quando necessário, sem precisar prestar muita atenção.

5

CRIANÇAS EPILÉPTICAS E CICLISTAS DE PRIMEIRA LINHA

NA GRÉCIA ANTIGA, A EPILEPSIA era conhecida como a "doença da queda". Naquela época, ninguém sabia o que desencadeava esses episódios de uma pessoa repentinamente se contorcendo, convulsionando, mostrando sinais de paralisia e talvez espumando pela boca. Antes dos gregos, os babilônios acreditavam que demônios e fantasmas eram capazes de possuir uma pessoa temporariamente e causar doenças como a epilepsia. (Na língua babilônica, o verbo "agarrar" também tem o significado de "possuir", e essa palavra foi aplicada à epilepsia.) Obviamente, sabemos que feitiços sobrenaturais não têm nada a ver com epilepsia. A condição é causada por uma interrupção da atividade das células nervosas no cérebro que provoca convulsões, geralmente imprevisíveis. Durante uma convulsão, a pessoa tem um comportamento incomum, como movimentos bruscos descontrolados, uma sensação anormal ou uma impressão de movimento chamada de aura e, às vezes, perda de consciência — daí a descrição de "queda". É o quarto transtorno neurológico mais comum e afeta pessoas de todas as idades. Às vezes, as pessoas nascem com a condição, enquanto outras a desenvolvem ao longo do tempo; as crianças afetadas pela epilepsia podem superá-la com a idade, embora, para muitos, seja uma condição para a vida toda.

Embora existam diferentes tipos de convulsões com várias circunstâncias que causam epilepsia — de distúrbios genéticos e de desenvolvimento a traumatismo craniano, doenças cerebrais e infecciosas —, felizmente, temos maneiras eficazes de tratá-la por meio de medicamentos, intervenções na dieta e, se apropriado, cirurgia. A terapia dietética tem uma longa história e, por milhares de anos, foi o único método que os médicos tiveram em seu repertório para tratar um cérebro epiléptico. Continua sendo uma das maneiras mais potentes e livres de medicamentos de gerenciar essa condição, que é amplamente controlada, não curada. No processo de identificação da ligação entre dieta e função cerebral, especialmente no que diz respeito à epilepsia, destaca-se o poder da observação. Foi em períodos únicos, desde a Grécia Antiga, quando médicos prescientes notaram o que acontecia quando o suprimento de alimentos diminuía. Os gregos deixaram de acreditar nas velhas noções de causas paranormais de doenças, introduzindo o conceito de causação natural da doença, embora ainda fosse demorar milhares de anos para realmente entendermos as causas naturais da epilepsia.

Sem as modernas indústrias agrícolas e de distribuição de alimentos, os seres humanos passaram com frequência por fomes, às vezes, de proporções devastadoras ao longo da história. Observando os efeitos da fome leve nos epilépticos, os médicos gregos, desde o século v a.C., vêm recomendando jejum ou fome periódica para tratar a doença (sem precisar recorrer a um exorcista, como os babilônios haviam feito). No início do século xx, médicos na França e nos Estados Unidos indicaram o jejum, mais uma vez, para tratar a epilepsia. Por volta de 1920, os médicos notaram que pacientes submetidos a inanição ou jejum tinham hálito cetônico e ácido beta-hidroxibutírico no sangue. O dr. Russell Wilder, endocrinologista da Clínica Mayo em Rochester, Minnesota, estabeleceu que isso era causado pela cetogênese — a produção de *cetonas* de ácidos graxos. Tanto a acetona quanto o ácido beta-hidroxibutírico são dois dos três corpos cetônicos que ocorrem naturalmente em todo o corpo sob certas condições. Essas condições envolvem a restrição de carboidratos, como acontece quando jejuamos intencionalmente ou passamos fome durante uma crise alimentar. As cetonas são moléculas solúveis em água produzidas no fígado. Como a fome prolongada não é saudável para as crianças (entre outras coisas, prejudica o crescimento e o desenvolvimento), o dr. Wilder propôs tratar crianças epilépticas com uma dieta rica em gordura e poucos carboidratos, que ele chamou de "dieta cetogênica". Ele sugeriu que essa dieta poderia ser tão eficaz na mediação dos sintomas de epilepsia quanto o jejum e poderia ser mantida por um período muito maior.

O dr. Wilder agora recebe o crédito por ter projetado originalmente a dieta cetogênica. Ele foi pioneiro na medicina de várias maneiras, na verdade. Especialista em metabolismo e nutrição, dedicou grande parte de sua carreira a pacientes com diabetes tipo 1, a maioria deles crianças. Foi pioneiro no uso clínico da insulina logo após sua descoberta por alguns médicos canadenses da Universidade de Toronto (antes disso, os diabéticos tipo 1 geralmente não viviam muito depois do desenvolvimento da doença). O dr. Wilder teve papel fundamental na descoberta da dosagem adequada de insulina. Em 1931, tornou-se chefe do Departamento de Medicina da Clínica Mayo e um firme defensor de mais pesquisas em nutrição. Também teve atuação importante no desenvolvimento da Associação Americana de Diabetes, da qual foi presidente em 1947, perto de sua aposentadoria.

Na década de 1960, o dr. Peter Huttenlocher, da Universidade de Chicago, substituiu uma classe de gorduras saturadas chamadas triglicerídeos de cadeia média (MCTs) por outras formas de óleo na dieta, porque os MCTs produzem mais cetonas e, portanto, possibilitam que quem estiver seguindo a dieta tenha mais carboidratos do que o permitido pela dieta cetogênica padrão. (A maioria da gordura em quase todas as dietas ocidentais é composta por ácidos graxos de cadeia longa, que contêm de treze a 21 carbonos. Por outro lado, os ácidos graxos de cadeia média nos MCTs têm de seis a doze átomos de carbono. Você já deve ter ouvido falar do "óleo MCT", que, segundo registros, melhora a função cognitiva e o controle de peso. O óleo de coco é uma boa fonte de MCTs, o que está por trás de sua fama de saudável.) Em 1970, o dr. Samuel Livingston, do Hospital Johns Hopkins, em Baltimore, estava escrevendo sobre os resultados de um estudo com mais de mil crianças epilépticas que tinham seguido uma dieta cetogênica. Dessas, mais de 50% tinham controle completo de suas convulsões durante a dieta e outros 27% haviam melhorado o controle. No entanto, quando medicamentos anticonvulsivos, como Dilantin® (fenitoína) e valproato de sódio, começaram a ser comercializados para médicos com a função de tratar epilepsia, a dieta cetogênica perdeu a preferência e só foi retomada em 1994, principalmente pelos esforços de um produtor de Hollywood, Jim Abrahams, que começou desesperadamente a procurar uma cura para os ataques epilépticos violentos de seu filho. Ele acabou conhecendo o dr. John Freeman, um neurologista pediátrico de sessenta anos que trabalhava com crianças epilépticas na Escola de Medicina Johns Hopkins. O dr. Freeman estava desafiando o consenso médico ao defender o renascimento da dieta cetogênica como um tratamento sem fármacos e sem efeitos colaterais para epilepsia intratável. Dois dias após o início da dieta cetogênica, as convulsões do filho de Jim desapareceram. Um episódio do *Dateline* que foi ao ar em 1994 cobrindo essa história reacendeu o argumento da dieta cetogênica. Hoje ela é considerada um tratamento médico convencional, proposta em conjunto com outras terapias e oferecida em mais de 45 países. A combinação de medicamentos antiepiléticos com a dieta cetogênica pode ajudar muitas pessoas a controlarem convulsões.

Durante muito tempo, não entendemos o mecanismo por trás dos efeitos da dieta no cérebro epiléptico, mas, desde que foi apresentado um estudo seminal da Universidade Emory de Ciências Médicas em 2005, agora a ideia é que a dieta altera os genes envolvidos no metabolismo energético no cérebro. Isso, por sua vez, ajuda a estabilizar a função dos neurônios expostos aos desafios das crises epilépticas.[1] Estudos mais recentes indicam que a dieta pode ser um tratamento eficaz para autismo, tumores cerebrais (glioblastoma, em especial), síndrome do ovário policístico, obesidade e outras síndromes metabólicas, acne, esclerose lateral amiotrófica (ELA, também conhecida como doença de Lou Gehrig), doença de Alzheimer, Parkinson, diabetes, transtornos de humor e depressão. Nos camundongos, a dieta resgata *deficit* de memória do hipocampo e prolonga a vida útil saudável.[2] Portanto, tem efeitos multissistêmicos no corpo todo.

No coração da dieta cetogênica, está o foco superbaixo em carboidratos e a alta ingestão de gorduras (geralmente de 70% a 80% das calorias vêm da gordura) e proteínas moderadas. O que levanta a questão: o corpo realmente precisa de carboidratos para o funcionamento básico? Muitas vezes nos dizem que a glicose é a principal e preferida fonte de combustível do corpo, especialmente para o cérebro. Também somos instruídos a limitar nosso consumo de gordura a apenas 20% do total de calorias por dia. O que os dados mostram?

Atletas de resistência revelam os segredos

Os dados que começaram a revelar o completo oposto — que o corpo pode ter o melhor desempenho com praticamente zero carboidrato e principalmente gordura — são de 1983, quando Stephen Phinney publicou um estudo com seus colaboradores do MIT e de Harvard sobre ciclistas competidores de primeira linha que seguiram uma dieta cetogênica por quatro semanas.[3] Alguns participantes *aumentaram* sua resistência, um resultado inesperado, dado o conhecimento convencional. A dieta consistia em 15% de calorias provenientes de proteínas, 83% de gordura e menos de 3% (menos de 20 g) de carboidratos por dia (o equivalente a uma batata, meio hambúrguer ou uma pequena porção de macarrão). Eles foram submetidos a testes de VO_2 MAX (que mede o máximo de oxigênio obtido) e resistência antes e depois da dieta. Foi um estudo muito pequeno que teve seus contratempos (um dos participantes reduziu o desempenho após a dieta, mas treinava demais, o que distorceu os resultados; quando seus resultados foram excluídos, o aumento médio na resistência foi de 13%). No entanto, o estudo marcou o início de uma nova era na mentalidade da dieta que acabaria se desdobrando em investigações futuras. Na época, o trabalho de Phinney passou quase despercebido porque ele era chamado de "herege" na área. Mais tarde, no entanto, tornou-se professor emérito da UC Davis e continuou a publicar esses tipos de descobertas entre os atletas de resistência até 2018.[4]

Ninguém na década de 1980, no entanto, queria levar a sério os benefícios das dietas ricas em gordura como uma forma de perder peso, alcançar um desempenho máximo e talvez até prevenir doenças cardíacas. Simplesmente não parecia fazer sentido na época: comer gordura para perder gordura? Comer gordura para ficar mais rápido? Comer gordura para evitar doenças cardíacas? Mas os tempos mudaram. Hoje, temos muitas evidências irrefutáveis que mostram o valor das dietas cetogênicas, inclusive estudos liderados pelo dr. Phinney e por outros ao redor do mundo.[5] E os benefícios não são apenas para atletas de resistência ou pessoas com epilepsia. O dr. Phinney agora trabalha principalmente com pessoas que buscam perda sustentada de peso e melhor gerenciamento das doenças metabólicas, sobretudo diabetes. Ele cofundou uma empresa que ajuda pessoas com pré-diabetes e diabetes a reverter a doença principalmente por meio da dieta — consumindo refeições com baixo teor de carboidratos e ricas em gorduras, ou o que ele batizou de "cetose nutricional". Em menos de dez semanas, alguns de seus pacientes curam o diabetes e não precisam mais de insulina. É impressionante: se um plano alimentar pode aliviar uma doença tão grave quanto o diabetes em questão de semanas, imagine o que pode fazer por um corpo que não está sobrecarregado com uma doença metabólica!

A CIÊNCIA DA DIETA CETOGÊNICA

A dieta cetogênica é semelhante em muitos aspectos metabólicos e fisiológicos ao jejum, uma das razões para eu ter começado a ler artigos sobre isso e a experimentar a dieta em 2013. Por fim, segui uma dieta cetogênica vegana por mais de três anos (mais sobre isso adiante). Minha pergunta era: a dieta pode ser usada para imitar os resultados da supressão do mTOR e da indução da autofagia do jejum e ainda consumir calorias substanciais? A boa notícia é que é muito provável que possa, se implementada de modo adequado. A má notícia é que, ao contrário da restrição calórica, do jejum e da restrição proteica, não podemos apontar com precisão nenhum grupo cultural ou "oásis de saúde" (anões com síndrome de Laron, centenários de Okinawa, veganos de Loma Linda ou monges do monte Atos) que tenha nos poupado do trabalho de realizar testes clínicos para mostrar os benefícios da medicina antienvelhecimento em longo prazo. Em vez disso, teremos de nos aprofundar na ciência de como a dieta cetogênica funciona e por que ela *deveria* imitar os resultados benéficos desses outros estilos de vida que desativam/ativam mTOR/autofagia.

Matemática cetogênica

A qualquer momento, o indivíduo médio de 70 kg tem cerca de 80 kcal (calorias) de glicose percorrendo cinco litros de sangue (o equivalente a cerca de seis ou sete cubos de açúcar). A glicose armazenada nos músculos (chamada glicogênio) é igual a cerca de 480 kcal e, além disso, armazenada no fígado há outras 280 kcal de glicogênio, totalizando cerca de 880 kcal prontas para uso. Em outra perspectiva, essa mesma pessoa de 70 kg queimaria cerca de 46 kcal por hora dormindo, 68 por hora sentada em silêncio, 102 por hora fazendo trabalhos leves, como compras e passeando, e 170 por hora fazendo trabalhos moderados, como tarefas domésticas e jardinagem. Se a última refeição fosse feita às seis horas da tarde, seguida por um período de quatro horas sentado e depois um ciclo de sono de oito horas, o indivíduo teria consumido aproximadamente três quartos da glicose/glicogênio (energia armazenada) às seis da manhã. (Nota: sei que essa matemática se refere apenas a um indivíduo de 70 kg e que os números diferem dependendo de peso, altura, idade e sexo. A pesquisa publicada, na qual esses cálculos se baseiam, geralmente se refere a um *homem* "médio de 70 kg". Hoje em dia, a maioria dos homens norte-americanos um pouco acima de 1,75 m pesa pelo menos 10 kg a mais que isso. Mas, para os fins desta explicação, vamos usar a referência de 70 kg. A lição geral permanece a mesma.)

Sempre que você limita substancialmente a ingestão de carboidratos por mais de doze horas, é provável que queime essa pequena quantidade de glicose e glicogênio armazenados e faça com que o corpo volte à sua fonte "real" de energia armazenada: gordura. Um homem de 70 kg com uma composição corporal de 22% de gordura teria 15 kg de triglicerídeos de tecido adiposo no valor de 135.000 kcal disponíveis para uso. (Essa porcentagem seria considerada "acima do peso" para os homens, mas ainda está muito abaixo dos obesos, que têm mais de 25% de gordura corporal — caso de 50% dos norte-americanos com mais de 65 anos hoje em dia.) Com milhares de calorias de gasto diário, é possível ver que a gordura o levaria a vários meses de jejum ou fome ininterruptos.

Quando o corpo queima através da glicose e do glicogênio armazenados e começa a queimar gordura, o fígado produz esse combustível alternativo que mencionei chamado corpo cetônico. Você está "em cetose" quando corpos cetônicos se acumulam no sangue. Todos nós experimentamos cetose leve quando jejuamos, quando acordamos de manhã após um longo sono sem glicose ou após exercícios muito cansativos. A cetose tem sido um passo importante ao longo de toda a evolução humana, que nos permite perseverar em tempos de escassez de alimentos. Segundo o jornalista científico Gary Taubes, autor de *Por que engordamos e o que fazer para evitar*: "Na verdade, podemos definir essa cetose leve como o estado normal do metabolismo humano quando não ingerimos carboidratos que não existiam em nossas dietas durante 99,9% da história humana. Como tal, a cetose é indiscutivelmente não apenas uma condição natural, mas também especialmente saudável".[6]

Ao longo de nossa evolução, procuramos a gordura como fonte alimentar rica em calorias (especialmente órgãos gordurosos como fígado, cérebro e medula óssea). É provavelmente uma das razões pelas quais os animais grandes (mamutes, rinocerontes e preguiças gigantes) desapareceram dos climas do norte à medida que a população humana por lá se expandia. Esses animais eram ótimas fontes de gordura, além de proteínas. Também devemos lembrar que muitos de nossos ancestrais viveram por um pequeno período de 20 mil anos durante a Idade do Gelo, na qual os carboidratos estavam limitados a alguns meses curtos de verão do ano (como acontece agora nas áreas do Círculo Polar Ártico, como Alasca e norte do Canadá). Isso também pode explicar por que os seres humanos desenvolveram uma afeição tão grande a doces e especialmente carboidratos. É como a natureza garante que aproveitemos ao máximo a disponibilidade limitada deles. No restante do ano, porém, era a gordura que nos mantinha saudáveis, magros e energizados durante os dias de caçadores-coletores.

Como você já sabe, comer carboidratos estimula a produção de insulina. O excesso de carboidratos e a insulina resultante são o que leva à produção e à retenção de gordura, além de uma capacidade reduzida de queimá-la, como você pode imaginar. Os fabricantes de alimentos processados continuam a colocar o termo "baixo teor de gordura" em seus rótulos para aumentar as vendas dos alimentos processados com alto índice glicêmico. E é aí que o problema começa, com produtos que aumentam muito seus níveis de glicose no sangue, aumentam seu apetite e liberam insulina, que diz a seu corpo para ganhar mais gordura e "poupar" queimando a gordura que você já tem e mantendo a autofagia no menor nível possível porque seu interruptor metabólico está constantemente virado para o ciclo de crescimento. Estudos realizados há mais de vinte anos registraram taxas de mortalidade mais altas em pessoas com alto consumo de carboidratos e taxas de mortalidade mais baixas em pessoas com maior consumo de gordura (e menor risco de doença cardiovascular). Mais recentemente, em um estudo de 2017 publicado na conceituada revista The *Lancet*, pesquisadores de várias instituições respeitadas no mundo todo analisaram mais de 135 mil indivíduos com idades entre 35 e 70 anos de dezoito países, durante 7,4 anos em média.[7] Eles os agruparam de acordo com a quantidade de carboidratos, gorduras e proteínas que consumiram e usaram dados alimentares relatados pelos próprios participantes. Além disso, compararam as dietas ao risco de desenvolver várias doenças, como eventos cardiovasculares importantes, derrame, insuficiência cardíaca e morte.

O que os pesquisadores descobriram embotou o conhecimento convencional: comparando os maiores consumidores de carboidratos (77% das calorias diárias) com os menores consumidores de carboidratos (46% das calorias diárias), o maior consumo de carboidratos foi associado ao aumento do risco de morte em 28%. Por outro lado, os pesquisadores descobriram que aqueles com maior ingestão de gordura na dieta (35% das calorias diárias) tinham uma probabilidade 23% menor de morrer do que aqueles com menor consumo de gordura (10% das calorias diárias). O estudo tentou separar diferentes tipos de gordura e seus efeitos, descobrindo que aqueles que consumiam os níveis mais altos de gordura poli-insaturada e monoinsaturada (por exemplo, as gorduras boas encontradas em muitos óleos à base de vegetais, nozes, sementes, abacates e peixes) reduziram o risco de morte em 20% e 19%, respectivamente. Mesmo as pessoas que ingeriram altos níveis da "temida" gordura saturada encontrada na manteiga e nas carnes de animais tiveram um risco de morte reduzido em 14%.

O estudo teve deficiências porque agrupou diferentes tipos de carboidratos (por exemplo, carboidratos de vegetais não são iguais aos carboidratos de grãos refinados), e às vezes depender dos diários alimentares das pessoas pode ser uma ciência imprecisa. Mas o estudo, no entanto, atendeu aos objetivos dos autores de tentar mudar o foco na promoção de dietas com pouca gordura para promover uma diminuição na ingestão de carboidratos. Na maioria das vezes, são as dietas refinadas à base de carboidratos que estão nos matando. Os autores concluíram: "A alta ingestão de carboidratos foi associada ao maior risco de mortalidade total, enquanto a gordura total e os tipos individuais de gordura foram relacionados à menor mortalidade total. A gordura total e os tipos de gordura não foram associados a doenças cardiovasculares, infarto do miocárdio ou mortalidade por doenças cardiovasculares, enquanto a gordura saturada teve uma associação inversa ao AVC. As diretrizes alimentares globais devem ser reconsideradas à luz dessas descobertas." Essa última afirmação é fundamental, se ao menos víssemos mais ações em andamento para mudar as regras alimentares em todo o mundo.

Os carboidratos processados com alto índice glicêmico — e não as gorduras dietéticas — são a principal causa do ganho de peso. (Pense nisso: como a maioria dos agricultores engorda animais destinados ao açougue? Com carboidratos com alto índice glicêmico: milho e grãos, em vez de grama e feno com baixo teor glicêmico e ricos em fibra, que eles desenvolveram para comer.) Isso explica em parte por que um dos principais efeitos na saúde de uma dieta pobre em carboidratos é a *perda* de peso — às vezes chega a ser uma perda radical. Quando sua dieta é muito rica em carboidratos de alto índice glicêmico, que na prática mantêm as bombas de insulina ativadas, você limita a quebra de sua gordura corporal para transformá-la em combustível. Seu corpo fica viciado em glicose. Você pode até consumir sua glicose e ainda assim sofrer com a restrição de gordura disponível como combustível, devido aos altos volumes de insulina em seu corpo. Em essência, o corpo fica fisicamente faminto, e é por isso que muitos indivíduos obesos lutam para perder peso enquanto continuam a comer carboidratos. Seus níveis de insulina trancam a porta das reservas de gordura. Até que troquem os carboidratos processados com alto índice glicêmico por gorduras saudáveis, eles continuarão nadando em excesso de insulina e provavelmente se tornarão diabéticos, se ainda não forem. De fato, mudar para uma dieta cetogênica de alimentos integrais está se tornando cada vez mais o método preferido para o tratamento de diabetes tipo 2. Stephen Phinney adotou essa ideia há décadas e, finalmente, ela está ganhando espaço agora que sua edicácia foi comprovada.

Você pode não ser resistente à insulina ou diabético. Mas, ao entender como a dieta cetogênica pode reverter doenças metabólicas tão sérias como essas, poderá apreciar os poderosos efeitos da cetogênese na fisiologia para estimular a queima de gordura e a perda de peso e, quando usada corretamente, ativar a autofagia. Ser diabético propriamente dito significa que o corpo está em desvantagem metabólica, porque seu metabolismo não está funcionando normalmente. Ele está engasgando como uma máquina que não foi capaz de funcionar com eficiência devido a falhas no sistema e peças danificadas. A dieta cetogênica é uma reforma para corrigir os danos e limpar o motor, que pode deixar seu corpo novinho em folha.

A dra. Sarah Hallberg é diretora médica da Virta Health na Califórnia, onde colabora com o dr. Phinney. Ela também é diretora médica e fundadora do Programa de Perda de Peso com Supervisão Médica da Universidade Arnett de Indiana. Hallberg e seus colaboradores realizaram um estudo em um grupo de 349 diabéticos tipo 2.[8] Parte do grupo recebeu atendimento padrão sob a direção de seus médicos durante um período de um ano. O outro grupo foi submetido a uma dieta cetogênica. Eles começaram com 30 g de carboidratos por dia, e o nível de carboidratos foi ajustado para mantê-los em cetose. O diferencial do estudo foi que o grupo de intervenção — o que passou pela dieta cetogênica — estava em contato com médicos e preparadores físicos, com medições frequentes do açúcar no sangue e A1c (uma medida dos níveis médios de glicose no sangue ao longo dos últimos três meses), bem como seus níveis de cetona no sangue para garantir que eles mantivessem a cetose. Além disso, o peso corporal e o uso de medicamentos foram registrados.

Após um ano, os pacientes da dieta cetogênica perderam 12% do peso corporal, e os níveis de glicação da hemoglobina A1c diminuíram — sinal de melhora nos níveis de glicose no sangue. Resumidamente, a glicação é o termo bioquímico para a ligação de moléculas de açúcar com proteínas, gorduras e aminoácidos. A hemoglobina é a proteína encontrada nos glóbulos vermelhos que transportam oxigênio e, quando expostas à glicose no sangue, elas se unem através do processo de glicação. Por isso, avaliar o nível de hemoglobina glicada é uma medida dos níveis de açúcar no sangue — seu médico provavelmente analisa seus níveis durante um exame físico de rotina. (Isso fornece uma média para os três meses anteriores, porque essa é a vida média de um glóbulo vermelho.) Incríveis 94% dos pacientes que receberam anteriormente a prescrição de insulina foram capazes de reduzir ou interromper completamente o uso do remédio. E todos os pacientes que tomavam sulfonilureia, um fármaco diabético oral comum, conseguiram interromper o medicamento. Os pacientes que não fizeram dieta cetogênica não apresentaram alterações nos níveis de A1c, peso ou uso de medicamentos para diabetes. É importante reiterar que o grupo da dieta cetogênica teve a supervisão contínua de um preparador físico e de um médico, e isso também pode ter influenciado na forte melhora que tiveram, já que eram menos propensos a trapacear ou desviar do protocolo alimentar. Esse estudo, publicado em 2018, demonstra que uma dieta cetogênica pode ser uma das intervenções mais eficazes para o tratamento do diabetes tipo 2.

> Níveis de hemoglobina A1c menores que 5% e de glicose no sangue entre 75 e 90 mg/dl, independentemente de outros fatores, em geral significam veias e olhos mais saudáveis e riscos muito mais baixos de doenças cardiovasculares, câncer e Alzheimer.

Como as cetonas são tão úteis biologicamente? A resposta, relevante para todos nós, enfrentemos desafios metabólicos ou não, é que elas produzem mudanças biológicas benéficas. Elas reformam nosso metabolismo ou, como um proeminente pesquisador gosta de dizer, quando estamos em cetose, estamos "reorganizando essencialmente todo o metabolismo".[9] E, ao fazer isso, diminuímos o açúcar no sangue e melhoramos a sensibilidade à insulina, diminuímos a inflamação, aumentamos a produção de antioxidantes e até aumentamos a ativação do gene sirtuína, uma via genética associada ao aumento da expectativa de vida dos animais. Elas também têm o efeito de eliminar o desejo de açúcar e a fome em geral; nos sentimos satisfeitos em todas as refeições e nem precisamos contar calorias, porque a dieta é autolimitada. É difícil digerir abacate, folhas verdes e proteínas vegetais.

Além da dieta que está sendo estudada por ter efeitos significativos no metabolismo e no resgate de diabéticos de uma vida inteira dependente de fármacos, vários estudos estão em andamento para analisar como isso afeta outros sistemas, sendo o nervoso central um deles. Isso não é nenhuma surpresa quando se considera o fato de que a saúde do metabolismo geral de uma pessoa influencia a saúde de todos os sistemas do corpo. Até o metabolismo do cérebro, por exemplo, depende do metabolismo principal do corpo. O que ajuda a explicar por que, por exemplo, um pequeno estudo-piloto em 2017 relatou que os pacientes com Alzheimer que seguiram o programa de dieta cetogênica da Universidade do Kansas por três meses melhoraram uma média de quatro pontos em uma das avaliações cognitivas mais importantes no tratamento da demência, a Escala de Avaliação de Doença de Alzheimer — domínio cognitivo (Adas-cog).[10] A dieta compreendia 70% de gordura. Nas palavras do dr. Russell Swerdlow, que liderou o estudo e o apresentou na Conferência Internacional da Associação de Alzheimer: "Este é o benefício mais importante na escala Adas-cog que conheço para um estudo intervencionista de Alzheimer".[11] Assim, ele vem buscando mais estudos com mais participantes para replicar tais resultados. A doença de Alzheimer está sendo cada vez mais chamada de "diabetes tipo 3" porque envolve um relacionamento interrompido com insulina, e as pessoas com diabetes tipo 2 têm pelo menos duas vezes mais chances de desenvolvê-la. Em um estudo muito maior publicado no início de 2015, um ensaio clínico aleatório em uma população idosa ao longo de cinco anos mostrou que uma dieta mediterrânea suplementada com azeite de oliva ou nozes (que são ricas em ácidos graxos poli e monossaturados) está associada a melhorias na função cognitiva.[12]

Também em 2017 apareceram dois estudos independentes com ratos — um liderado por uma equipe da UC-Davis e outro do Instituto Buck de Pesquisa sobre Envelhecimento — que forneceram evidências de que uma dieta cetogênica melhora a memória em animais mais velhos, bem como as chances de que um animal viva até a velhice. Os resultados, publicados na revista *Cell Metabolism*, aumentam a esperança de que as dietas cetogênicas possam melhorar a longevidade e o tempo de saúde ou o período em que alguém vive com qualidade.[13] Os camundongos de ambos os estudos receberam uma das três dietas a partir da meia-idade: uma dieta regular de roedores com alto teor de carboidratos (essencialmente o controle), uma dieta com baixo teor de carboidratos/alto teor de gordura e uma dieta cetogênica rigorosa que apresentava ingestão zero de carboidratos. Como os pesquisadores inicialmente se preocuparam com o fato de que a dieta rica em gordura aumentaria o peso e diminuiria a expectativa de vida, mantiveram a mesma contagem de calorias de cada dieta. O objetivo do estudo era focar no metabolismo e no envelhecimento, e não na perda de peso em si. Eles testaram seus ratos de várias idades em tarefas como andar por labirintos, equilibrar-se sobre vigas e correr sobre rodas. Testes adicionais verificaram a função cardíaca e as mudanças na regulação dos genes por meio da análise do sequenciamento de RNA, que revelou que as dietas influenciavam a sinalização da insulina e os padrões de expressão dos genes normalmente encontrados no jejum (algo que não surpreendeu os cientistas).

Embora os dois estudos tenham mostrado melhorias em média de vida, testes de memória e marcadores de inflamação relacionados à idade, um deles também descobriu que uma dieta cetogênica preservava a aptidão física na terceira idade.[14] (Adendo interessante: uma das maneiras de medir a aptidão física no contexto do envelhecimento é através da força da mão e da velocidade da caminhada. É fato que a força com que se consegue fechar o punho e o tempo que se leva para dar alguns passos são sinais notáveis da velocidade do envelhecimento.) Estudos anteriores também descobriram que um corpo cetogênico em particular, o beta-hidroxibutirato, produzido pela dieta, funciona não apenas como combustível, mas também produz sinalização celular.[15] A sinalização das células beta-hidroxibutirato pode induzir em um animal uma resistência ao estresse oxidativo, que é uma das vias do envelhecimento.

Cetose e autofagia

Se seguir uma dieta cetogênica é fisiologicamente semelhante à restrição calórica e ao jejum, podemos supor que desencadeia a autofagia. De fato, a cetose pode ser uma porta de entrada para a autofagia. Mas você pode estar em cetose sem autofagia e pode ter autofagia sem cetose. Os dois não andam de mãos dadas o tempo todo (ou seja, fazer o teste e encontrar cetonas em seu corpo não significa que você está realizando autofagia). Se você estará em um estado ou no outro — ou em ambos ao mesmo tempo —, dependerá do que está comendo e quando. Lembre-se de que a autofagia é ativada pela privação de energia, que pode ser causada por restrição de glicose e proteínas, jejum e exercício. Seu metabolismo precisa de baixa insulina, mTOR baixo e alta AMPK para ativar a autofagia. O mecanismo principal que leva à criação de corpos cetônicos é a depleção de glicogênio no fígado e as deficiências de carboidratos.

Sem glicose para abastecer, o corpo inicia o processo de fabricação de cetona usando gordura. Isso significa que você pode consumir alimentos que o manterão em cetose, mas interromperão a autofagia. Da mesma forma, a autofagia não requer que a cetose seja ativada; você pode ter ativado a autofagia sem estar em cetose. Novamente, tudo se resume ao que você está comendo — a composição de sua comida, sua ingestão calórica e se você está ou não em jejum intermitente.

De modo geral, estar em cetose já atende a muitos dos pré-requisitos da autofagia, como baixa insulina, baixa glicose no sangue e menor mTOR. Se você não está consumindo muitos carboidratos ou muita proteína diariamente, pode entrar em autofagia mais rapidamente do que alguém que, primeiramente, precisa queimar toda a glicose armazenada. Como seu corpo melhora ao mudar para o modo de queima de gordura por causa da energia, você também terá muito menos fome quando perder uma refeição ou fizer vários dias de jejum. A maneira mais natural e eficaz de ativar simultaneamente a autofagia e a cetose é ficar em jejum por vários dias, uma opção que apresentarei quando descrever os protocolos do programa. Isso causa esgotamento de energia e intensifica a produção de cetona. Além do jejum, a dieta cetogênica terapêutica que incorpora alguma forma de jejum intermitente (não mais que duas refeições por dia) é o mais próximo possível de uma dieta que imita a autofagia. Para ativar a autofagia durante uma dieta cetogênica, você só precisa se certificar de que não está comendo com muita frequência, de que está praticando algum tipo de restrição temporal, não ingerindo muita proteína e mantendo-se fisicamente ativo. No entanto, esses mesmos princípios se aplicam a outras dietas, como a vegana, a carnívora e a paleo. Vou ajudá-lo a descobrir tudo isso durante o programa, para que você possa equilibrar os benefícios de ativar a autofagia e experimentar uma dieta cetogênica. O ideal é que você esteja nos dois estados em vários momentos do ano.

A dieta cetogênica não é para todos e não deve ser seguida todos os dias do ano. Faço esporadicamente ao longo do ano em intervalos específicos e incluo jejum intermitente e restrição calórica para acelerar a autofagia. Mas, na verdade, há um momento em que as dietas cetogênicas devem ser suspensas. E, infelizmente, a maioria dos defensores da dieta não falam desse importante aspecto. Em 2018, a dieta cetogênica entrou no fim da lista de "melhores dietas" endossadas por médicos e nutricionistas. A verdade, no entanto, é que muitas pessoas fazem a dieta de maneira errada e pensam que ela permite que comam lanches com bacon e outras carnes processadas diariamente ou comam tanta gordura saturada quanto quiserem. Como as dietas cetogênicas favorecem a ingestão de gordura, é preciso ter cuidado com o tipo (mais gorduras insaturadas de azeite, abacate e certas nozes; menos gorduras ruins do queijo, manteiga, laticínios e carne). Essa dieta será uma opção a experimentar conforme o programa descrito no capítulo 9. Fornecerei diretrizes alimentares gerais que devemos seguir ao fazer a dieta cetogênica.

Devo acrescentar que geralmente há um período de transição para entrar na cetose que pode levar vários dias após o início da dieta cetogênica. Durante esse período, você pode sentir fadiga, tontura, atordoamento cerebral, dores de cabeça, irritabilidade, cãibras musculares e náusea. Isso é esperado como parte de sua reforma no metabolismo. Muitos desses efeitos negativos são causados pela perda de fluidos e eletrólitos como o sódio, ambos retidos pelos carboidratos. Quando se reduz drasticamente os carboidratos, perdem-se esses veículos para a água e os eletrólitos. Existem maneiras de mediar isso, porém com certos suplementos, sobretudo as vitaminas B. Após esse período, dizemos que você está "adaptado à cetogênese", o que significa que seu corpo passou pela transição de depender principalmente de glicose como combustível para utilizar mais a gordura. Com cerca de uma semana a dez dias em uma dieta cetogênica, você começa a se sentir melhor, com o aumento de energia, resistência e vitalidade. O corpo continua a fazer mudanças mais sutis ao longo de várias semanas. Por exemplo, gradualmente vai conservando mais proteínas; portanto, muitas vezes você terá menos desejos de proteínas. Outra mudança que os atletas em particular costumam notar é menos acúmulo de ácido lático nos músculos depois de longas sessões de treinamento, o que se traduz em menos fadiga e dor.

Novamente, no capítulo 9, irei sugerir uma dieta padrão cetogênica para aqueles que desejam acelerar seus resultados. A parte complicada dessa dieta é garantir que você reduza bastante os carboidratos, sem ficar deficiente em certos nutrientes, fibras, minerais e vitaminas ou sacrificar a massa corporal magra. Por esse motivo, e como mencionei, algumas pessoas precisarão tomar suplementos durante a dieta. A ingestão de carboidratos para permanecer em cetose será diferente para cada um: algumas pessoas terão que reduzi-los consideravelmente, enquanto outras poderão comer mais se forem praticantes de exercícios pesados (já que seus músculos estarão queimando glicose através disso). Outros fatores também podem entrar em jogo, como estresse e hormônios.

Você pode saber se está em cetose medindo cetonas na urina com medidores e testes que vendem em farmácia. A faixa terapêutica eficaz dos níveis de cetona no sangue de um indivíduo é de 0,5 a 4,0 milimolares (mM), mas manter isso no longo prazo pode ser um desafio. Há também um período de "interrupção" durante o qual muitas pessoas que fazem dieta se sentem mal antes de melhorar, o que é chamado de "gripe cetogênica". Isso é normal e simplesmente uma resposta à mudança que é passar da glicose para a gordura como combustível. Quando seu corpo está "adaptado à cetogênese", no entanto, é mais fácil mudar a dieta sem esses sintomas.

Todas as pessoas chegam à mesa com um conjunto diferente de fatores de risco. Eu, por exemplo, herdei muitas variantes genéticas que vinculam o colesterol total alto e o colesterol LDL (o chamado colesterol ruim) à ingestão de gordura saturada na dieta. Um mês com óleo de coco (que é rico em gordura saturada) fez meu nível total de colesterol dobrar e aumentou substancialmente meu nível de colesterol ruim. Como a cetogênese é causada pela limitação do nível de carboidrato até que as células mudem para queimar gordura, não importa que tipo de gordura na dieta você escolha para substituir essas calorias. Mas você deve escolher sabiamente para não afetar outras condições de saúde. Em meu caso, rapidamente tirei o óleo de coco e decidi substituir alguns ácidos graxos poli-insaturados e muitos monoinsaturados (discutidos em profundidade no capítulo 7) para minhas calorias perdidas. Em um mês, meus níveis de colesterol total tinham voltado não apenas aos meus níveis pré-cetogênese, mas também reduzido em outros 50% (o melhor que eu já tinha visto).

Embora a dieta cetogênica seja uma tendência (e termo) que só ganhou popularidade na última década, porque, em parte, a ciência finalmente conseguiu provar tudo que era dito sobre seus benefícios biológicos, aposto que nossos ancestrais perdidos (magros, energéticos, atléticos) de eras atrás vagavam pelo planeta em cetose a maior parte do ano. Eles não tinham escolha, porque não havia uma refeição rica em carboidrato em cada esquina (ou atrás da próxima árvore). Não existia a *junk food* açucarada. E não havia mercados cheios de cereais refinados carregados de carboidratos, guloseimas, lanches ou refrigerantes ricos em xarope de milho com alto teor de frutose. Eles comiam como deveríamos comer hoje.

6

Homens da caverna e industrialistas

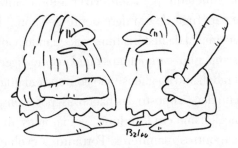

Também estou cansado de caçar e coletar, mas ainda não inventaram supermercados.

Em 1956, o dr. James Neel fundou o primeiro departamento acadêmico de genética humana do país na Universidade de Michigan, apenas alguns anos após a decodificação da estrutura química em dupla hélice do DNA. O dr. Neel foi pioneiro na genética humana. Primeiro cientista a reconhecer a base genética da anemia falciforme, tornou esse raro distúrbio a primeira "doença molecular" descrita (como a síndrome de Laron, a anemia falciforme é herdada em um padrão autossômico recessivo, o que significa que as mutações devem ser herdadas dos dois pais; ter apenas uma cópia faz de você um portador). Embora Neel seja provavelmente mais conhecido por seus extensos estudos sobre os sobreviventes das bombas atômicas de Hiroshima e Nagasaki e os efeitos da radiação sobre eles e seus descendentes por mais de quarenta anos, foi sua teoria do "gene parcimonioso" no campo da genética e seus estudos sobre as demais tribos de caçadores-coletores no Brasil e na Venezuela que provocaram uma revolução no pensamento científico. Conforme proposto pelo dr. Neel em 1962 e elucidado em seu artigo de seguimento de 1998, o "genoma parcimonioso", uma predisposição genética a enviar rapidamente glicose da nossa corrente sanguínea para as células a serem queimadas como combustível e armazenadas como gordura, seria uma vantagem evolutiva para nossos ancestrais tribais caçadores-coletores. Os genes herdados que aumentam bastante o risco (e a predisposição) para doenças como diabetes, obesidade e pressão alta decorrem da necessidade de nossos ancestrais de armazenar energia suficiente para sobreviver à fome duradoura e ainda ter energia suficiente para fugir de um tigre-dente-de-sabre.[1] Esses genes foram úteis em um estágio inicial da história humana, quando não era fácil encontrar energia de alto desempenho (carboidratos rapidamente digeríveis). O fato é que esses genes do metabolismo da glicose são comuns em quase todas as células vivas que têm um núcleo (o oposto das bactérias, por exemplo). Encontramos exemplos desse mecanismo em leveduras, nematoides, moscas-da-fruta, ca-mundongos, ratos e outros mamíferos. Portanto, a evolução conservou isso em muitas espécies por centenas de milhões de anos.[*]

Como nosso genoma antigo tem uma taxa de mutação média de apenas 0,5% por milhão de anos, os requisitos nutricionais dos seres humanos foram estabele-cidos pela seleção natural durante os milhões de anos de nossa evolução. Então, vamos voltar no tempo e seguir nossas origens, para antes do surgimento do *Homo sapiens*. Para saber o que — e como — comer, precisamos entender o "ambiente nutricional" em que a composição genética de nossa espécie foi estabelecida.

---

[*] A hipótese do gene parcimonioso tem seus críticos. Se esses genes parcimoniosos existem há 200 mil anos ou mais, ou seja, desde que o *Homo sapiens* existe, e a agricultura só começou há 12 mil anos, então quase todo mundo deveria ter a maioria dos genes parcimoniosos que já surgiram. O dr. John Speakman, um opositor de destaque da hipótese do gene parcimonioso, mostrou em um artigo de 2016 que nenhum dos genes comuns relacionados à obesidade que foram identificados conferia propriedades ou características que pudessem ser consideradas como tendo proporcionado uma vantagem adaptativa. Por outro lado, talvez haja genes parcimoniosos de boa-fé que ainda precisam ser identificados com a tecnologia. Assim, o caso ainda não estaria encerrado.

CRONOLOGIA DA EVOLUÇÃO HUMANA[2]

55 milhões de anos atrás
Surgem os primeiros primatas primitivos. São pequenas criaturas que moram nas árvores com feições semelhantes às dos macacos.

8–6 milhões de anos atrás
Surgem os primeiros gorilas. Mais tarde, o chimpanzé e as linhagens humanas se separam.

5,8 milhões de anos atrás
Orrorin tugenensis, ancestral humano mais antigo que, acredita-se, andou com duas pernas.

5,5 milhões de anos atrás
Ardipithecus, o primeiro "proto-humano", compartilha traços com chimpanzés e gorilas e habita a floresta.

4 milhões de anos atrás
Surgem os australopitecos. O cérebro deles não é muito maior que o de um chimpanzé — com um volume em torno de 400-500 cm^3, mas andam eretos com as duas pernas.

3,2 milhões de anos atrás
Lucy, famoso espécime de *Australopithecus afarensis*, vive perto do que é agora Hadar, na Etiópia.

2,7 milhões de anos atrás
Surge o *Paranthropus*, que vive em bosques e pradarias e tem mandíbulas enormes para mastigar raízes e vegetação. Extinguiu-se há 1,2 milhão de anos atrás.

VIRE A CHAVE

2,5 milhões de anos atrás

Surge o *Homo habilis*. Seu rosto é menos protuberante que o dos hominídeos anteriores, mas ainda mantém muitas características dos macacos. Tem um volume cerebral de cerca de 600 cm³. Os hominídeos começam a usar ferramentas de pedra regularmente, criadas pela quebra de seixos — isso inicia a tradição olduvaiense de fabricação de ferramentas, que dura 1 milhão de anos. Alguns hominídeos desenvolvem dietas ricas em carne como necrófagos; a energia extra pode ter favorecido a evolução de cérebros maiores.

2 milhões de anos atrás

Evidência do *Homo ergaster*, com um volume cerebral de até 850 cm³, na África.

1,8-1,5 milhão de anos atrás

O Homo erectus surge na Ásia. Primeiro verdadeiro ancestral caçador-coletor e também o primeiro a migrar da África em grande número. Tem um cérebro com cerca de 1.000 cm³.

1,6 milhão de anos atrás

Possível primeiro uso esporádico do fogo sugerido por sedimentos descoloridos em Koobi Fora, no Quênia. Mais evidências convincentes de ferramentas de madeira carbonizada e pedra são encontradas em Israel e datadas de 780 mil anos atrás. Ferramentas de pedra acheulianas mais complexas começam a ser produzidas e são a tecnologia dominante até 100 mil anos atrás.

600 mil anos atrás

O Homo heidelbergensis vive na África e na Europa. Tem capacidade cerebral semelhante aos humanos modernos.

500 mil anos atrás

As primeiras evidências de abrigos construídos para esse fim — cabanas de madeira — são conhecidas em locais próximos a Chichibu, no Japão.

400 mil anos atrás

Os primeiros seres humanos começam a caçar com lanças.

325 mil anos atrás

As pegadas humanas primitivas mais antigas que resistiram ao tempo são deixadas por três pessoas que desceram as encostas de um vulcão na Itália.

280 mil anos atrás

Primeiras lâminas de pedra complexas e pedras de moagem.

230 mil anos atrás

Os neandertais aparecem e são encontrados em toda a Europa, da Grã-Bretanha a oeste ao Irã a leste, até serem extintos com o advento dos seres humanos modernos há 28 mil anos.

195 mil anos atrás

Nossa espécie *Homo sapiens* entra em cena na África — e logo depois começa a migrar pela Ásia e pela Europa. Os restos humanos modernos mais antigos são dois crânios encontrados na Etiópia que datam deste período. O volume médio do cérebro humano é de 1.350 cm^3.

170 mil anos atrás

"Eva mitocondrial", o ancestral direto de todas as pessoas hoje em dia, pode ter vivido na África.

150 mil anos

Humanos possivelmente capazes de falar. Joias feitas de conchas com 100 mil anos sugerem que as pessoas desenvolveram fala e simbolismo complexos.

140 mil anos

Primeira evidência do comércio de longa distância.

110 mil anos

Contas mais antigas — feitas de cascas de ovos de avestruz — e joias.

50 mil anos

"Grande salto adiante": a cultura humana começa a mudar muito mais rapidamente do que antes; as pessoas começam a enterrar seus mortos com rituais; criam roupas a partir de couros de animais; e desenvolvem técnicas complexas de caça, como armadilhas. Ocorre a colonização da Austrália por humanos modernos.

33 mil anos

É criada a arte mais antiga da caverna. Mais tarde, artesãos da Idade da Pedra criam murais espetaculares em Lascaux e Chauvet, na França. *O Homo erectus* morre na Ásia, substituído pelo homem moderno.

18 mil anos

Evidência do *Homo floresiensis*, povo "Hobbit", na ilha indonésia de Flores. Eles têm pouco mais de 1 m de altura e cérebros de tamanho semelhante aos dos chimpanzés, mas possuem ferramentas avançadas de pedra.

12 mil anos

Humanos modernos chegam às Américas.

10 mil anos
A agricultura se desenvolve e se espalha. Primeiras aldeias. Possível domesticação de cães.

5.500 anos
A Idade da Pedra termina e começa a Idade do Bronze. Os humanos começam a fundir e trabalhar cobre e estanho e usá-los no lugar dos implementos de pedra.

5 mil anos
Escrita mais antiga conhecida.

De 4 mil anos a 3.500 a.C.
Os sumérios da Mesopotâmia desenvolvem a primeira civilização do mundo.

PRIMEIROS HUMANOS ONÍVOROS:
COMEDORES DE VEGETAIS E CARNE

Em 2012, o pesquisador Vincent Balter, da École Normale Supérieure de Lyon, na França, e seus colaboradores publicaram um artigo mostrando uma análise de vários padrões isotópicos no esmalte dentário no *Australopithecus africanus*, um ancestral nosso que viveu entre 3 e 2 milhões de anos atrás em uma região da África do Sul.[3] As fêmeas *A. africanus* tinham cerca de 1,2 m de altura e pesavam cerca de 27 kg, enquanto os machos eram até 25 cm mais altos e 33% mais pesados. Eles tinham uma dieta parecida com a dos chimpanzés modernos, que consistia em frutas, vegetais, nozes, sementes, raízes, insetos, ovos e um pouco de carne de pequenos animais. Dos descendentes do grupo *Australopithecus*, vieram pelo menos dois ramos separados. Um foi o grupo *Paranthropus*. O *P. robustus* , por exemplo, tinha grandes dentes com esmalte espesso e grandes músculos mastigadores, o que lhes permitia triturar alimentos fibrosos e difíceis. Não se acredita que sejam um dos nossos ancestrais diretos, mas eles compartilharam um nicho ecológico com os primeiros *Homo*, de onde descendemos. O outro foi o grupo *Homo* que produziu o *Homo habilis* (o "homem prático", possivelmente um ancestral direto) e mais tarde o *Homo erectus* (o "homem ereto", provavelmente um ancestral direto). O *H. habilis* viveu cerca de 1 milhão de anos, de 2,5 a 1,4 milhão de anos atrás. Embora fosse onívoro como o *A. africanus, o H. habilis* começou limpando carcaças de animais debaixo do nariz de temíveis predadores como leões. Como não dominavam o fogo, não conseguiam comer o tecido muscular, mas tinham uma arma secreta: ferramentas de pedra, usadas para quebrar ossos e abrir crânios de animais para extrair a nutritiva medula óssea e possivelmente o cérebro. Como o *P. robustus* manteve o mesmo tamanho de cérebro de seus ancestrais (400-500 cm^3) e o *H. habilis* tinha um cérebro consideravelmente maior (para 600-900 cm^3), pode-se supor que a necessidade de obter carne foi a razão dessa expansão cerebral.

Os primeiros fósseis africanos do *H. erectus* (que datam de 1,89 milhão a aproximadamente 143 mil a 70 mil anos atrás) são os primeiros humanos conhecidos que tinham proporções corporais modernas, com pernas relativamente alongadas e braços mais curtos, em comparação com o tamanho do tronco. Tais características são consideradas adaptações a uma vida no solo, indicando a perda da adaptação anterior para subir em árvores, com a capacidade de caminhar ereto e possivelmente correr longas distâncias. Eles variavam em altura de 1,5 m a 1,85 m e pesavam de 40 a 68 kg. O *H. erectus* estava equipado com um crânio grosso e grande, um cérebro grande (900 cm^3 em média), sulcos impressionantes na testa e um corpo forte e pesado.

Os cientistas acreditam que o *H. erectus* constituiu a primeira de muitas ondas de humanos a imigrar da África para a Eurásia. Como naquela época eles não tinham a capacidade de fazer fogo (usavam apenas o fogo encontrado esporadicamente e por acaso), originalmente não se estabeleceram acima dos quarenta graus de latitude norte (Paralelo 40 N). No entanto, nesse local, há estações nas quais os vegetais não crescem, e nesses períodos o *H. erectus* teve de contar apenas com animais para alimentação (principalmente medula óssea, órgãos e gordura crus, que são mais digeríveis do que músculos quando não se pode usar o fogo). Outra indicação de que eram mais parecidos conosco do que os ancestrais anteriores: registros fósseis mostram que cuidavam dos velhos e dos fracos do grupo. Há 500 mil anos, o *H. erectus* era inteligente e hábil o suficiente para usar conchas finas e lisas como ferramentas e teve a ideia de gravar um desenho abstrato em uma delas, provavelmente usando o dente de um tubarão. O *H. erectus* fabricou grandes ferramentas moldadas por talha bifacial, como machados. Os machados são interpretados como ferramentas associadas ao corte de animais grandes que tinham sido caçados. Também foi sugerido nos últimos anos que o *H. erectus* usou o fogo pela primeira vez há cerca de 780 mil anos. No entanto, seu uso era raro e casual, até cerca de 400 mil anos atrás, quando aprenderam a fazer fogo e, consequentemente, a empregá-lo na culinária diária. É depois desse momento que sua utilização se espalha pelos climas ainda mais frios do norte da Europa e da Ásia.

O descendente seguinte do *H. erectus*, o *Homo heidelbergensis*, estava mais adaptado ao frio e vagou pelo globo entre 700 mil a 300 mil anos atrás. Em Boxgrove, Inglaterra, os paleontologistas encontraram uma grande quantidade de ferramentas feitas por eles e ossos de grandes herbívoros mortos, como espécies agora extintas de rinocerontes (você leu certo — rinocerontes na Inglaterra!), ursos e mamíferos menores, como ratazanas. Nos anos 1990, em uma mina antiga em Schöningen, na Alemanha, o dr. Hartmut Thieme descobriu oito lanças de madeira. As lanças datam de 300 mil e 400 mil anos atrás. Também encontrou cerca de 16 mil ossos, 90% dos quais eram de cavalos; os demais eram de veados e bisões europeus.

Enquanto o *H. heidelbergensis* europeu evoluiu para o *Homo neanderthalensis* (conhecido como "Neandertal") por volta de 450 mil anos atrás e se espalhou por toda a Europa e a Ásia, o grupo *H. heidelbergensis* africano levou ao *Homo sapiens* (o "homem sábio"; você e eu) entre 300 mil e 200 mil anos atrás. Entre 70 mil a 60 mil anos, os humanos modernos começaram sua jornada para fora da África, expandindo-se para a Eurásia e encontrando seus primos antigos, como neandertais e denisovanos, com os quais provavelmente cruzaram. Eles desapareceram há 20 mil ou 30 mil anos, deixando apenas nós, o *Homo sapiens*.

Humanos modernos

Até o mapeamento do genoma humano em 2003 estar completo, não sabíamos realmente que estávamos relacionados um com o outro (e ainda carregamos alguma porcentagem dos genes herdados dos neandertais). Como mencionei, desde tempos antigos, nosso genoma tem uma taxa média de mutação de 0,5% a cada milhão de anos. Não mudamos desde o fim da era paleolítica. Portanto, estamos vivendo nos últimos 0,5% da história humana. Quando os humanos começaram a se mudar para a Europa e a Ásia, eles tinham os genes que possibilitavam a sobrevivência na savana africana, e apenas pequenas adaptações ocorreram desde essa época.

Em comparação com a dieta baseada em alimentos pré-agrícolas, o *Homo sapiens* que vivia no período do Paleolítico Superior (40 mil a 10 mil anos atrás), também conhecido como Fim da Idade da Pedra, a dieta do homem contemporâneo tem uma superabundância de proteínas, açúcares simples, sódio e cloreto e uma escassez de fibras, cálcio e potássio. Não é realmente estranho que tenhamos uma epidemia de obesidade e soframos de um amplo espectro de doenças enraizadas em alimentos que nossos corpos não estavam acostumados a comer? Um estudo em larga escala publicado no *Jama* [*The Journal of the American Medical Association*] em 2019 mostrou que um aumento no consumo de alimentos processados com alto índice glicêmico está associado a um risco 14% maior de "mortalidade por todas as causas" (morte por qualquer motivo).[4] E outro estudo também divulgado em 2019 que citei anteriormente, publicado na revista *The Lancet*, declarou que, globalmente, uma a cada cinco mortes em 2017 estava associada à má nutrição.[5] Essa é a guerra biológica do século XXI, desconhecida entre nossos ancestrais.

Até cerca de 7.500 anos atrás, todos os habitantes da Europa Central eram caçadores-coletores. Eram os descendentes dos primeiros humanos anatomicamente modernos a chegarem à Europa, cerca de 45 mil anos atrás, sobreviventes da última Era Glacial. Estudos genéticos realizados pelo grupo do professor Joachim Burger no Instituto de Antropologia da Alemanha na Universidade Johannes Gutenberg Mainz indicam que a agricultura e um estilo de vida sedentário foram levados para a Europa Central há cerca de

7.500 anos por agricultores imigrantes.[6] A partir de então, há poucos vestígios de caçadores-coletores no registro arqueológico, e muitos acreditam que eles morreram ou foram absorvidos pela população agrícola.

Embora hoje em dia falem da "dieta paleo" como se todos devessem se alimentar dessa maneira, é surpreendente descobrir que não existe uma só dieta "paleo". O sucesso dos humanos como espécie é atribuído à adaptabilidade a qualquer ambiente em que se instalaram ao migrar. Em outras palavras, o menu variava bastante. Eles comiam o que podiam, quando podiam, com base no que estava disponível ao redor. Um grupo de áreas costeiras não comia o mesmo que um grupo do interior ou outro de territórios do norte, onde havia menos alimentos vegetais disponíveis. Mas havia padrões gerais a partir dos quais podemos criar uma estrutura. Na maioria das vezes, uma dieta paleo é rica em proteínas e gorduras de alta qualidade (e com "rica" não quero dizer que eles tinham refeições fartas todos os dias), vegetais, legumes, frutas e nozes sazonais. Não existiam carboidratos altamente refinados ou processados e havia pouco açúcar e nenhum laticínio.

Sabemos pelo exame de fósseis humanos que esses ancestrais do Paleolítico eram altos, tinham saúde relativamente boa e em geral não apresentavam doenças "modernas", como câncer, enfermidades cardíacas, artrite e cáries (as chamadas "doenças da civilização").

A EXPECTATIVA DE VIDA DOS CAÇADORES-COLETORES

As condições precisam ser muito favoráveis para que os ossos sejam preservados, fossilizados e, posteriormente, encontrados pelos paleontologistas modernos. Os poucos que perduram estão distantes uns dos outros. Além disso, é muito difícil avaliar a idade do indivíduo sem uma grande amostra de ossos para comparação. Assim, certos ossos podem ser de uma pessoa saudável de trinta anos ou de uma pessoa muito saudável de sessenta. Não podemos, de fato, compará-los aos ossos de indivíduos dos tempos mais modernos, quando o ambiente e a dieta eram substancialmente diferentes. É por isso que olhar para as tribos modernas de caçadores-coletores pode nos dizer muito sobre a possível expectativa de vida de nossos ancestrais paleolíticos.

Em 2007, Michael Gurven, da Universidade da Califórnia, em Santa Barbara, e Hillard Kaplan, da Universidade do Novo México, publicaram um artigo intitulado "Longevity Among Hunter-Gatherers: A Cross-Cultural Examination" [Longevidade entre caçadores-coletores: um exame multicultural].[7] Nesse artigo, tentaram reunir as informações mais completas disponíveis de estudos demográficos de alta qualidade das populações contemporâneas de caçadores-coletores. Eles concluíram que existe um padrão de expectativa de vida característico de nossa espécie, com taxa de mortalidade descendente da primeira à segunda infância, constante até cerca dos quarenta anos de idade e, depois disso, com aumento sucessivo, à moda de Gompertz.[*]

Os humanos cruzam uma linha quando alcançam aproximadamente sete décadas. É uma linha que divide a vida entre uma primeira fase de produção vigorosa e uma segunda fase em que a velhice começa a se acentuar, abrindo caminho para a morte. Os cientistas levantam a hipótese de que os corpos humanos são projetados para funcionar bem por cerca de sete décadas no ambiente em que nossa espécie evoluiu. As taxas de mortalidade diferem entre populações e períodos, especialmente quanto aos riscos de morte violenta. Mas essas diferenças são pequenas em uma perspectiva comparativa entre espécies. Os cálculos de Gurven e Kaplan mostraram que indivíduos que viviam até os quarenta anos tinham uma expectativa de vida de mais 23-26 anos (entre 63 e 66 anos); se alcançassem os 65 anos, a expectativa era de apenas outros cinco a dez anos (70-75) e assim por diante. Eles descobriram que as populações pré-modernas apresentam uma expectativa de vida média modal adulta de cerca de 72 anos, com uma faixa de variação de 68 a 78 anos. "Idade modal" refere-se a um pico na distribuição da morte, o que significa que há uma variação nas idades para que um pequeno

---

[*] Em 1825, um atuário inglês chamado Benjamin Gompertz calculou o risco de morte para pessoas de diferentes idades, a fim de determinar quanto cobrar pelo seguro de vida. Usando dados de várias partes da Inglaterra, descobriu que o risco de morte aumentava de maneira previsível com a idade, o que não é uma surpresa. Ele especificamente concluiu que a taxa de mortalidade dobrava a cada dez anos, mais ou menos, entre os vinte e os sessenta anos de idade, que era a faixa etária primária para as pessoas que compravam anuidades de seguro na época. A fórmula matemática que Gompertz usou para prever esse aumento exponencial da mortalidade após os vinte anos tornou-se popularmente conhecida como equação de Gompertz e continua sendo parte fundamental dos cálculos de mortalidade realizados por atuários e demógrafos desde o início do século XIX.

número de indivíduos possa viver. Assim, antes dos oitenta anos, *a maioria* dos caçadores-coletores teria morrido, mas uma porcentagem muito pequena poderia ter chegado aos noventa ou cem anos ou mais. Isso não está tão longe das taxas atuais de mortalidade em partes pobres do mundo. E esse fato vai contra o conhecimento convencional de que nossos ancestrais não podiam viver muito e que as pessoas em regiões subdesenvolvidas estão condenadas a uma morte prematura.

A DIETA PALEO/CAÇADOR-COLETOR

Para obter suas calorias diárias, nossos ancestrais se concentravam em matar animais de caça de grande porte, como alces, mastodontes e mamutes, e camelos e cavalos agora extintos. Existem várias razões para que preferissem comer gordura em vez de proteínas. Primeiramente, a gordura tem 9 kcal/g *versus* 4 kcal/g de proteína. As fontes de gordura eram abundantes em animais grandes, como medula óssea, órgãos, cérebro e a gordura que circunda os músculos e órgãos. Existem muitas evidências, a partir de ossos quebrados deixados em depósitos de lixo por nossos ancestrais, de que comiam a medula óssea sempre que podiam. Em segundo lugar, é difícil mastigar e digerir a carne crua. Mesmo depois que aprenderam a usar e mais tarde a manter o fogo como um meio para cozinhar carne cerca de 400 mil anos atrás, o que a tornava mais macia e mais facilmente digerível, eles depararam com a questão de que o corpo tem um limite para a quantidade de proteína que pode ser processada dentro de certo tempo (lembre-se desse fato, porque ajuda a explicar por que devemos limitar a ingestão de proteínas).

IDENTIFICANDO DIFERENTES FONTES DE PROTEÍNA

Uma nova tecnologia, chamada espectrometria de massa da razão isotópica-cromatografia líquida (LC-IRMS), começou a ser usada há cerca de uma década. Por meio da medição das relações isotópicas de carbono e nitrogênio, os cientistas podem dizer se as proteínas do colágeno retiradas de ossos humanos ou animais derivam de uma dieta composta basicamente por animais ou vegetais. O colágeno dos herbívoros apresenta perfis isotópicos diferentes do colágeno dos carnívoros. Eles podem até dizer em que ponto da cadeia alimentar o animal/humano está, com base nos níveis de concentração desses isótopos. Como o carbono ingerido por animais marinhos (peixes e mariscos) difere do carbono ingerido por animais terrestres, essa tecnologia também pode distinguir proteínas derivadas do consumo de animais marinhos das derivadas de animais terrestres.

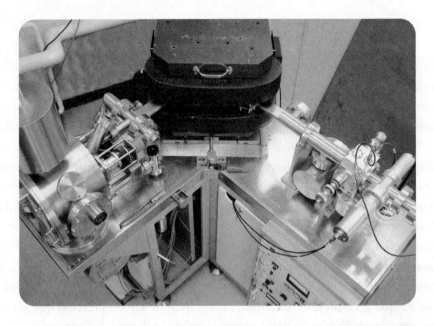

A máquina que mede espectrometria de massa da razão isotópica-cromatografia líquida.

Michael Richards, que já trabalhou como paleobiólogo no Instituto Max Planck de Antropologia Evolucionária em Leipzig, Alemanha, examinou milhares de amostras de ossos para saber o que esses animais (inclusive primatas de nossa linhagem) estavam comendo. Em 2009, publicou um artigo com o antropólogo canadense Erik Trinkaus, relatando evidências isotópicas diretas das dietas dos neandertais e dos primeiros seres humanos modernos na Europa.[8] Eles descobriram que os neandertais de cerca de 120 mil a 37 mil anos atrás eram carnívoros de nível superior, obtendo toda ou quase toda a sua proteína de grandes herbívoros, e não há nenhuma evidência de que comessem alimentos marinhos. Essa descoberta está de acordo com a análise de ferramentas e acúmulos (depósito de lixo onde havia resíduos, como ossos de animais, excrementos humanos etc.) dos neandertais, assim como flora e fauna (todos os vegetais e fósseis de animais em uma camada fóssil específica). Ao contrário dos neandertais, no entanto, os primeiros humanos que Richards e Trinkaus estudaram comiam não apenas animais terrestres, mas uma quantidade significativa de animais marinhos.

Stanley Boyd Eaton é médico formado em Harvard e atualmente radiologista de diagnóstico aposentado que trabalhou a maior parte da vida em Atlanta, na Geórgia, onde se especializou em distúrbios musculoesqueléticos (seus pacientes eram, em geral, membros do Atlanta Braves, do Atlanta Hawks e do Atlanta Falcons). O dr. Eaton foi um dos primeiros médicos a escrever sobre nutrição paleolítica. Ele publicou uma série de trabalhos com Melvin Konner, ph.D. e colega de Harvard, professor de antropologia e de neurociência e biologia comportamental na Universidade de Emory. Um dos documentos seminais da dupla foi "Paleolithic Nutrition — A Consideration of Its Nature and Current Implications", publicado em 1985 no *New England Journal of Medicine*.[9] Tem sido muito citado em outros trabalhos desde essa época.

De acordo com Eaton e Konner, quando os Cro-Magnons e outros seres humanos verdadeiramente modernos apareceram, a concentração na caça de grandes animais aumentou. Técnicas e equipamentos foram totalmente desenvolvidos, enquanto a população humana ainda era pequena em relação à biomassa dos animais de caça disponíveis. Em algumas áreas durante esse período, os animais provavelmente forneceram mais de 50% da dieta. Mas, devido à caça excessiva, às alterações climáticas e ao crescimento populacional, o período que precedeu a agricultura e a criação de animais foi marcado por uma mudança na caça de grandes animais em direção a um espectro mais amplo de atividades de subsistência. Restos de peixes, moluscos e pequenos animais são mais comuns em locais que datam desse período, além de ferramentas úteis para o processamento de alimentos vegetais, como pedras de amolar, argamassas e pilões. Em pelo menos dois locais do Oriente Médio, a análise de vestígios para os níveis de estrôncio no osso revela um aumento definitivo na quantidade de material vegetal na dieta, aliado a um menor consumo de carne naquele momento. Os caçadores-coletores modernos são mais parecidos com os seres humanos desse período relativamente recente.

A agricultura teve profundo impacto nos padrões nutricionais humanos: ao longo de alguns milênios, a proporção de carne diminuiu consideravelmente, enquanto os alimentos vegetais chegaram a representar 90% da dieta. Essa mudança teve consequências morfológicas proeminentes: os primeiros *Homo sapiens* europeus, que desfrutavam de uma abundância de proteína animal há 30 mil anos, eram em média 15 cm mais altos de que seus descendentes que viveram após o desenvolvimento da agricultura. O mesmo padrão foi repetido mais tarde no Novo Mundo: os paleoíndios eram caçadores de grandes animais há 10 mil anos, mas seus descendentes no período imediatamente anterior ao contato europeu praticavam intensa produção de alimentos, comiam pouca carne, eram consideravelmente mais baixos e tinham compleições esqueléticas que refletiam o *deficit* nutricional. A combinação dos efeitos diretos da deficiência de calorias proteicas e a interação sinérgica entre desnutrição e infecção também tinham seus impactos. Desde a Revolução Industrial, o teor de proteína animal das dietas ocidentais tornou-se mais próximo do adequado, como indicado pelo aumento da altura média: agora somos quase tão altos quanto os primeiros seres humanos pré-agricultura modernos biologicamente. No entanto, nossas dietas ainda apresentam diferenças acentuadas, que estão no cerne do que foi denominado "desnutrição afluente", causando as doenças da civilização.

Desnutrição afluente e desequilíbrio genético

Dizer que nossas dietas estão dessincronizadas com nossa herança genética e evolutiva é pouco. O advento da agricultura levou a resultados catastróficos na saúde e no bem-estar de muitas populações do mundo. Como descrevi, nossos ancestrais comiam bastante carne com alto teor de gordura, carnes de órgãos e cérebros (também ricos em gordura), peixes e mariscos de água doce ricos em ácidos graxos e gordura de nozes e sementes, cocos e abacates. Eles preferiam animais gordos (mamutes, elefantes e hipopótamos) a animais mais magros (veados e outros menores), que davam como alimento a seus cães, exceto quando o suprimento dos animais mais gordos acabava.

Com o advento da agricultura no sul da Europa, como acabei de observar, a altura média da população diminuiu 15 cm. A longevidade média também caiu, em dez anos. Efeitos semelhantes foram observados nos nativos norte-americanos quando a agricultura foi adotada mil anos antes de Colombo descobrir que eles estavam lá. Rebeldes contra essa tendência agrícola, como as culturas nômades (por exemplo, osage, kiowa, blackfeet, shoshone, assiniboine e lakota), que viviam quase exclusivamente do búfalo, eram de 15 a 30 cm mais altos que os colonos europeus cujo sustento dependia do trigo e do milho. Curiosamente, os massai na África Oriental também viviam como pastores nômades em uma dieta de carne e leite e também eram conhecidos pela altura incomum e pelo condicionamento físico. Além disso, mesmo no início do século xx, os habitantes remotos do nordeste do Canadá quase não tinham doenças cardíacas, câncer ou Alzheimer. No entanto, aqueles que moravam perto da "civilização" e ingeriam farinha e açúcar tinham todas essas doenças.

Embora a Revolução Agrícola tenha começado há mais de 10 mil anos, os carboidratos refinados (açúcar e farinha branca) não entraram na dieta da maioria das pessoas antes da Idade Média. Durante os anos 1800, os médicos ocidentais foram enviados por seus governos para trabalhar com "populações nativas" e registraram a rapidez com que essas pessoas mudaram de caçadores-coletores magros e saudáveis para indivíduos obesos sujeitos às mesmas doenças da civilização — cânceres, doenças cardíacas, hipertensão, diabetes tipo 2, obesidade, cáries, doenças autoimunes, osteoporose, Alzheimer etc. — que os ocidentais, pois consumiam cada vez mais farinha e açúcar. No início de 1800, o norte-americano médio consumia apenas 6 kg de açúcar por ano (não havia máquinas automáticas cheias de guloseimas e cereais açucarados, mas o açúcar existe desde que a cana foi cultivada há milhares de anos, e depois vieram outras fontes de açúcar). No fim do século xx, esse número havia crescido quase dez vezes, e cada norte-americano estava consumindo, em média, pelo menos 55 kg de açúcar por ano![10] A infraestrutura de refrigeração e transporte significava também que os laticínios se tornavam um item básico na vida de todos. Como aprendemos anteriormente, essas mudanças no estilo de vida resultaram em níveis mais altos de glicose no sangue e de

BCAA (aminoácido de cadeia ramificada), mantendo o interruptor voltado para o MTOR e não para a autofagia, 24 horas por dia, sete dias por semana.

AUSÊNCIA DE LATICÍNIOS, GRÃOS, AÇÚCARES PROCESSADOS, ÓLEOS VEGETAIS E ÁLCOOL NAS PRIMEIRAS DIETAS

De acordo com o professor emérito Loren Cordain, da Universidade Estadual do Colorado, frequentemente creditado como fundador do moderno "movimento paleo", os instrumentos para moer grãos de cereais apareceram pela primeira vez no Paleolítico Superior, cerca de 40 mil a 12 mil anos atrás, mas evidências da exploração regular e sustentada de grãos de cereais por qualquer grupo de caçadores-coletores no mundo apareceram com o surgimento da cultura natufiana no Levante, cerca de 13 mil anos atrás.[11] Os animais não foram domesticados antes de 11 mil a 10 mil anos atrás, mas não há evidências confiáveis de que o leite tenha sido coletado para consumo antes de 6 mil anos. O mel parece ter sido uma pequena parte da dieta de qualquer caçador-coletor, e a produção cristalina de sacarose da cana-de-açúcar só apareceu há cerca de 2.500 anos, na Índia. O azeite de oliva foi um dos primeiros óleos artificiais, usado pela primeira vez há cerca de 6 mil anos. Outros óleos, para consumo, eram praticamente desconhecidos até a Revolução Industrial, no fim dos anos 1800, viabilizando seu processamento em larga escala. Provavelmente, a fermentação do vinho ocorreu cerca de 7.500 anos atrás, e a fermentação de grãos de cereais na cerveja aconteceu há cerca de 4 mil. A destilação de bebidas alcoólicas só ocorreu por volta de 1.200 anos atrás. Como fica claro, essas fontes de alimentos, que coletivamente representam quase três quartos da atual ingestão calórica nos Estados Unidos, foram introduzidas apenas recentemente em nossas dietas, e é improvável que a maioria de nós tenha se adaptado geneticamente a esses alimentos.

Lembre-se de que a mudança do estilo de vida alimentar de caçadores--coletores variou geograficamente e não era a norma no norte de Europa, Inglaterra ou Escócia até cerca de 2 mil a 1.500 anos atrás. Além disso, carboidratos refinados, animais alimentados com grãos e açúcares simples, todos agora em abundância nas dietas ocidentais, só estiveram amplamente disponíveis há cem ou 150 anos. É incontestável que não houve tempo suficiente para as pessoas se adaptarem a esses alimentos.

A transição de um caçador-coletor para uma dieta baseada em cereais resultou em numerosos efeitos prejudiciais à saúde: aumento da mortalidade infantil, menor estatura, menor densidade óssea, mais cáries, mais anemia e menor expectativa de vida.

ALIMENTOS COM BAIXO ÍNDICE GLICÊMICO E MUITA FIBRA

Há evidências de que o *Homo* comia sementes, gramíneas, frutas vermelhas e outros vegetais com baixo índice glicêmico e vegetais ricos em fibras, frutas e "amidos resistentes" (como inhame e raiz de taro) há muito tempo. Pesquisadores do Instituto Smithsonian e do Centro de Estudos Avançados da Paleobiologia dos Hominídeos da Universidade George Washington analisaram o tártaro dental na boca de fósseis de crânios neandertais com cerca de 44 mil anos de idade e descobriram que eles aparentemente comiam uma grande variedade de alimentos vegetais, como tâmaras, legumes e sementes gramíneas, alguns dos quais eram cozidos.

Mas, como esses alimentos não fornecem muitas calorias, a maior parte de sua ingestão calórica diária ainda teria sido carne (proteína) e gordura animal durante grande parte do ano. Não se esqueça: eles eram maiores e mais ativos do que os humanos, em média, são hoje em dia e teriam necessidades calóricas semelhantes às nossas, de 1.800 kcal/dia para as mulheres e até 2.800 kcal/dia para os homens. Uma xícara e meia de espinafre (cerca de 300 g) fornece apenas 100 kcal a um indivíduo, embora esse vegetal verde com baixo índice glicêmico seja fonte de 12 g de fibra.

Muitos alimentos modernos processados são fortificados, o que os fabricantes dizem que é uma coisa boa (afinal, a palavra "fortificado" implica um aumento no valor nutritivo, um alimento fortalecido). Mas há algo que você provavelmente nunca ouviu: o consumo de produtos comestíveis fortificados com niacina (vitamina B3) também pode aumentar o risco de doenças. No início dos anos 2000, o consumo *per capita* de niacina nos Estados Unidos excedeu 33 mg, o dobro de ingestão diária recomendada estabelecida pelo US Food and Nutrition Board. Sabe-se que grandes doses de niacina prejudicam a tolerância à glicose, induzem a resistência insulínica e aumentam a liberação de insulina.[12] A niacina também é um potente estimulador do apetite, enquanto a deficiência de niacina pode levar à perda de apetite. Ou seja, está diretamente vinculada à capacidade de perder peso. De acordo com pesquisadores da China e do Japão, a niacina derivada dos grãos excedeu a derivada de carne nos EUA no início dos anos 1970, principalmente devido a uma atualização dos padrões de fortificação da niacina que exigia que os fabricantes colocassem mais niacina em seus produtos.[13]

(Como um aparte: a niacina é transformada em NAD+ e usada pelas mitocôndrias para produzir ATP — ou energia celular. No entanto, ela se converte muito mal em NAD+. Com a ajuda de um médico e de vários colaboradores, tenho realizado uma série de testes clínicos para aumentar o NAD+ por outros meios, como infusões diretas de NAD+ ou consumo oral do precursor da nicotinamida ribosídeo. Isso mantém vários genes de longevidade ativados enquanto reduz o acúmulo de nicotinamida que acompanha o consumo excessivo de niacina, especialmente conforme envelhecemos.)

OS PERIGOS DE NOSSA DIETA MODERNA

Jared Diamond, o aclamado geógrafo, autor ganhador do Prêmio Pulitzer e um dos principais historiadores do mundo, escreveu extensivamente sobre o impacto da agricultura na saúde humana. Ele foi um dos primeiros a registrar mudanças de altura e longevidade com o advento da agricultura, afirmando que foi "o pior erro da história da raça humana".[14] Não apenas escreveu como os caçadores-coletores desfrutavam de uma dieta bastante variável, em contraste com os primeiros agricultores, mas também apontou que o comércio promovido pela revolução agrícola pode ter levado à disseminação de germes e doenças infecciosas. Ele chega ao ponto de dizer que a adoção da agricultura, "... supostamente o passo mais decisivo para uma vida melhor, foi de muitas maneiras uma catástrofe da qual nunca nos recuperamos".[15] O historiador Yuval Noah Harari repetiu essa crença em seu best-seller *Sapiens — uma breve história da humanidade*: "A Revolução Agrícola certamente aumentou a soma total de alimentos à disposição da humanidade, mas a abundância de alimentos não se traduziu em uma dieta melhor ou em mais tempo livre... A Revolução Agrícola foi a maior fraude da história".[16]

A transição do estilo de vida caçador-coletor para uma subsistência baseada na agricultura tem seus méritos: é parcialmente responsável por um aumento acentuado no crescimento da população e na formação de comunidades mais estáveis. Mas, embora tenhamos crescido em número, nossas dietas não necessariamente se tornaram mais saudáveis. Quando aprendemos a cultivar grãos, começamos a ingerir mais calorias do que precisávamos. Além disso, podemos dizer que cultivar alimentos, em parte, também tornou nossa dieta menos diversificada, sobretudo porque começamos a produzir alimentos à base de cereais/grãos cheios de produtos artificiais ou ingredientes refinados. Alguns argumentaram que a agricultura mudou o curso da história mais do que qualquer outro evento humano. Com a falta de diversidade, veio a falta de nutrientes. E, com menos combinação de nutrientes e mais alimentos refinados calóricos à disposição, acabamos mais gordos e mais doentes. Segundo pesquisadores da Universidade Tufts, "prescrever" alimentos integrais — frutas e vegetais — economizaria 100 bilhões de dólares em custos médicos a cada ano só nos Estados Unidos.[17]

Agora, vamos à parte mais detalhada da conversa para entender o que está acontecendo biologicamente conforme consumimos mais alimentos processados e de base agrícola em detrimento de nossa saúde.

Genes da era espacial em um mundo da Idade da Pedra

Se pudesse ser transportado para o Paleolítico, você teria dificuldade em encontrar uma grande quantidade de obesos. A desconexão, ou incompatibilidade, entre nossa fisiologia antiga e a dieta e estilo de vida ocidentais pode ser considerada como viver na Era Espacial com genes da Idade da Pedra. São os Flintstones encontrando os Jetsons. Se você comparar duas pessoas com as mesmas altura e estrutura óssea, mas uma pesa 54 kg e outra, 113 kg, os corpos serão totalmente diferentes por fora. Mas uma tomografia mostraria a mesma estrutura esquelética em ambas, embora uma delas estivesse sobre-carregada com muita gordura extra.

A hipótese do "gene parcimonioso" sugere que a diferença entre essas duas pessoas reflete uma óbvia incompatibilidade entre nossos genes da Idade da Pedra e as circunstâncias da "Era Espacial". Todo mundo conhece alguém que pode comer muito nas refeições e ainda assim permanecer surpreendentemente magro (e talvez nem pratique exercícios com regularidade). Mas essa pessoa não teria durado muito na Idade da Pedra. Pessoas assim, que hoje consideramos afortunadas, são o oposto do fenótipo parcimonioso. Quem engorda com facili-dade independentemente do que coma retém mais calorias na forma de gordura e vai sobreviver por muito mais tempo sob condições de fome. A capacidade de armazenar com eficiência o excesso de energia consumida ajudou o ser humano a sobreviver durante a evolução. Funcionou bem nos milhões de anos em que nossos ancestrais enfrentaram recursos escassos, mas os corpos projetados para a escassez se tornam um problema nos tempos modernos de relativa abundância de calorias. E esse consumo demasiado pode facilmente ter como resultado o excesso de peso ou a obesidade.

Um importante conceito de biologia a entender é que nem todo mundo queima calorias igualmente e nem todas as calorias são criadas da mesma forma. As calorias nos alimentos são medidas usando o chamado calorímetro, que determina a medição do calor inflamando uma amostra de oxigênio puro a alta pressão em uma vasilha fechada e medindo o aumento da temperatura resultante. Tecnicamente, uma caloria é a energia necessária para elevar em 1 °C a temperatura de 1 g de água (uma caloria alimentar contém 4.184 Joules de energia). Mas o corpo humano não é como um calorímetro. Não queima calorias da mesma maneira que um calorímetro. Uma caloria é uma caloria apenas se você estiver tentando ferver água. Lembre-se de que eu disse que a proteína fornece cerca de 4 Kcal/g, enquanto a gordura fornece 9 Kcal/g (claramente, as gorduras são mais densas em energia). Mas, biologicamente falando, proteínas, carboidratos (que também fornecem 4 Kcal/g) e gorduras são muito diferentes porque cada uma delas é metabolizada de maneira diferente e, em algumas circunstâncias, o corpo prefere armazenar uma e queimar a outra, e vice-versa.

A resposta do corpo ao consumo de 100 kcal de carboidratos na forma de açúcar refinado (cerca de seis colheres de chá da substância) não é a mesma que ao consumo de 100 kcal de gordura pura na forma de azeite (cerca de uma colher de sopa cheia). Você pode até sentir a diferença em termos de fome e níveis de saciedade. Esse fato é facilmente compreensível mediante uma pequena experiência. Um dia, tome um café da manhã com carboidratos, como um waffle belga com calda, uma tigela de cereal (qualquer tipo) com leite sem gordura e observe por quanto tempo fica sem fome até ter que comer novamente. No dia seguinte, tome um café da manhã cheio de gordura e proteínas, como uma fritada de vegetais. Tente garantir que as duas refeições contenham o mesmo número de calorias. O café da manhã com waffles ou cereais deixará a maioria das pessoas pronta para comer novamente dentro de algumas horas no máximo. O prato com ovo provavelmente o manterá satisfeito por várias horas. O corpo não metaboliza cada café da manhã da mesma maneira, apesar de conterem a mesma quantidade de energia. E você experimentou cada refeição de um jeito. Então, o que explica essa discrepância? Muita coisa.

Comer e metabolizar nutrientes é um fenômeno complexo. Você está desencadeando uma infinidade de caminhos hormonais que afetam a maneira como a comida é digerida, como as células reagem, como o cérebro interpreta sinais de fome e saciedade e, finalmente, como você se sente. Se usássemos calorias da mesma maneira, nunca veríamos um amplo espectro de diferenças entre nós em relação à capacidade de manter um determinado peso com a mesma ingestão alimentar e atividade física. Não há dois metabolismos exatamente iguais.

O PROBLEMA COM O AÇÚCAR

Em 2011, Gary Taubes, o autor que mencionei anteriormente, que escreveu *Good Calories, Bad Calories* [Calorias boas, calorias ruins] e *Por que engordamos: e o que fazer para evitar*, escreveu um ensaio conhecido para o *New York Times* intitulado "O açúcar é tóxico?"[18] no qual ele conta não apenas a história do açúcar em nossa vida e em produtos alimentícios, mas também a ciência em evolução por trás da compreensão de como o açúcar afeta nosso corpo. O assunto se estendeu para seu livro seguinte, *Açúcar: culpado ou inocente?*, lançado originalmente no fim de 2016, em que acusa o açúcar de ser a principal causa das doenças crônicas.[19] Robert Lustig também escreveu extensivamente sobre esse tópico como especialista em distúrbios hormonais pediátricos e em obesidade infantil na Faculdade de Medicina da Universidade da Califórnia, em São Francisco (Taubes também cita o trabalho de Lustig). Segundo Lustig, que escreveu *Fat Chance: Beating the Odds Against Sugar, Processed Food, Obesity, and Disease*, o corpo metaboliza os açúcares de maneira diferente.[20] A glicose pura, a forma mais simples do açúcar, não é igual ao açúcar de mesa granulado branco, uma combinação de glicose e frutose. (A frutose, que abordarei em breve, é um tipo de açúcar encontrado naturalmente apenas em frutas e mel; é o mais doce de todos os carboidratos naturais.) Grama por grama, os dois tipos de açúcar fornecem as mesmas calorias. Mas cada um é processado de um jeito pelo corpo. A seguir, apresento o que acontece.

Ao contrário da glicose, que aumenta o açúcar no sangue e pode ser metabolizada por todas as células do corpo, a frutose é tratada exclusivamente pelo fígado e não tem efeito imediato nos níveis de insulina. Além disso, beber açúcar líquido, como os encontrados em sucos e refrigerantes, não é o mesmo que comer uma dose equivalente em frutas inteiras ou mel. A frutose tem o menor índice glicêmico de todos os açúcares naturais. Embora possa não ter um efeito imediato no açúcar do sangue, tem mais efeitos em longo prazo quando consumida em excesso, especialmente de fontes não naturais — a mais conhecida é a alta concentração no xarope de milho. E a ciência registra bem: o consumo de frutose está associado a menor tolerância à glicose, resistência insulínica, gorduras elevadas no sangue e hipertensão. Frutose em excesso só é prejudicial ao nosso metabolismo se considerarmos que desencadeia a produção de insulina e leptina, dois hormônios-chave na regulação do metabolismo e da sensação de fome ou saciedade, e isso explica por que dietas ricas em frutose podem levar à obesidade e às suas repercussões metabólicas.

Nossos ancestrais das cavernas comiam frutas, mas não todos os dias ou todos os meses do ano. E as frutas que encontravam de acordo com a estação não eram tão doces quanto as que cultivamos e compramos hoje. Nosso corpo ficou para trás. Ainda não evoluímos o suficiente para lidar com as grandes quantidades de frutose que consumimos hoje — a maioria de fontes manufaturadas, bem longe da natureza. As frutas têm relativamente pouco açúcar quando comparadas com, por exemplo, uma lata de refrigerante adoçado com frutose, que contém uma quantidade enorme. Uma maçã de tamanho médio contém cerca de 44 kcal de açúcar em uma mistura rica em fibras, graças à fibra de pectina solúvel na maçã e à fibra insolúvel na casca. Uma lata de refrigerante comum de 350 ml contém quase o dobro disso — 80 kcal de açúcar — e nenhuma fibra. Agora, o que acontece se você espremer várias maçãs e concentrar o líquido em uma lata de 350 ml? Você terá uma bebida quase equivalente ao refrigerante em termos de frutose e calorias. Quando essa frutose chega ao fígado, a maior parte é convertida em gordura e enviada para as células adiposas. Não é de admirar que, há décadas, os bioquímicos chamem a frutose de carboidrato que mais engorda! Pense no que acontece quando nosso corpo precisa fazer essa conversão a cada refeição. Em algum momento, nosso tecido muscular também se torna resistente à insulina.

A maioria da frutose que consumimos não está em sua forma natural. O norte-americano médio ingere 163 g de açúcar refinado (mais de 650 kcal) por dia e, desse açúcar, 76 g (mais de 30 kcal) são na forma de frutose altamente processada, derivada do xarope de milho rico em frutose.[21] O xarope de milho rico em frutose é o açúcar dominante nas comidas processadas de hoje em dia. Embora as estatísticas indiquem que ele é composto por cerca de 55% de frutose, 42% de glicose e 3% de outros carboidratos, isso pode variar de acordo com o produto. Estudos demonstraram que o xarope de milho rico em frutose pode conter muito mais frutose livre do que o indicado no rótulo. O dr. Michael Goran, diretor do Centro de Pesquisa de Obesidade Infantil e professor de medicina preventiva da Universidade do Sul da Califórnia, identificou níveis de frutose livre de até 65% em refrigerantes comprados na região de Los Angeles.[22] Tradução: você não sabe o que está ingerindo quando come alimentos processados carregados com xarope de milho com alto teor de frutose. Não estou me referindo apenas a *junk food*, doce e refrigerante. Esse tipo de açúcar pode estar infiltrado em condimentos, molhos prontos para salada, barras de cereal, iogurtes e pães. Está por toda parte.

O xarope de milho com alto teor de frutose é relativamente recente. Foi introduzido em nossa dieta em 1978 como um substituto barato para o açúcar de mesa em bebidas e produtos alimentícios. Tem sido alvo de críticas por ser responsável por uma grande parte da epidemia de obesidade. Mas ele não é o único vilão dessa história. Embora seja verdade que podemos culpar o consumo de xarope de milho com alto teor de frutose por nossa barriga proeminente e por doenças relacionadas, como síndrome metabólica, também podemos apontar *todos os outros açúcares*, já que são *todos carboidratos*. Eles não estavam disponíveis ao toque de um botão quando nossos genes evoluíram. Devo também salientar que outros produtos químicos sintéticos costumam ser combinados com xarope de milho com alto teor de frutose em alimentos processados, e alguns desses produtos químicos podem induzir ao ganho de gordura.[23]

Estou descrevendo toda essa "biologia do açúcar" porque ajuda a explicar como sofremos tanto hoje com essas doenças da civilização *sem qualquer propensão genética subjacente*. Claro, algumas pessoas são geneticamente propensas a desenvolver diabetes, doenças cardíacas ou câncer. Mas eu diria que todos ficaremos vulneráveis a essas doenças se pusermos o metabolismo e a fisiologia do *H. sapiens* diante desse inquestionável precipício. E, para os que herdaram "genes ruins" para determinada doença, digo que é possível evitar esse destino por meio do estilo de vida. Funciona dos dois lados. Todo mundo conhece alguém que vive com maior risco de sofrer uma enfermidade que é "comum na família" ou talvez até que tenha sido diagnosticado com variantes genéticas relacionadas a uma doença, mas que nunca a desenvolveu. Hoje há toda uma área de estudo voltada para entender como a expectativa de vida pode ser afetada pela combinação entre genética e estilo de vida. É chamada epigenética, e cientistas como Steve Horvath da UCLA estão desenvolvendo métodos para medir o "relógio epigenético" do corpo, indicando sua idade biológica.

O câncer de pulmão provavelmente seria uma doença muito mais rara se não existisse a indústria do tabaco. Da mesma forma, a obesidade provavelmente seria incomum se não houvesse uma indústria de alimentos processados que vendesse muitos carboidratos refinados. Aposto que outras doenças relacionadas também seriam raras, como diabetes, doenças cardíacas, demência e câncer. Acho que é hora de usar nossos ancestrais como modelos e adotar um padrão de alimentação saudável semelhante ao paleo — mas com uma mudança.

COMA DE ACORDO COM SEU GENOMA ANCESTRAL

Dada a história evolutiva que descrevi neste capítulo, podemos perceber como hoje nossos hábitos alimentares são disfuncionais. E não estamos sujeitos às incertezas da vida nômade, tendo que procurar e caçar comida e passar fome. Se quisermos comer como nosso genoma espera que comamos e, ao mesmo tempo, alavancar o poder da autofagia, não podemos ingerir altos níveis de carboidratos (farinhas e açúcares refinados especialmente) e proteína animal diariamente. Embora as dietas de nossos ancestrais estivessem baseadas em proteínas e gorduras, eles não consumiam esses macronutrientes em todas as refeições e lanches como fazemos hoje! Longe disso. Não precisamos comer quantidades industriais.

Embora as dietas paleo sejam admiráveis por eliminarem alguns dos carboidratos refinados mais ofensivos (especialmente farinhas e açúcares refinados), elas ainda permitem grandes quantidades de frutas durante todo o ano, mel e, é claro, muita proteína animal. As dietas de Atkins e paleo (e seus proponentes) geralmente incentivam um consumo muito maior de proteínas do que seria desejável para manter o mTOR desativado e a autofagia ativada. Essa combinação de carboidratos e proteínas em excesso, que vários autores de estudos chamam de "sobrecarga de nutrientes", leva os seguidores dessas dietas às doenças da civilização, assim como as dietas ocidentais. No capítulo 9, recomendarei alimentos que se encaixem em um plano de refeições paleo, mantendo o mTOR sob controle.

7

NOZES E VACAS ALIMENTADAS COM MILHO

COMO JÁ MENCIONEI NOS CAPÍTULOS anteriores, consumir muitos carboidratos refinados e proteínas animais irá assegurar o mTOR ativado o tempo todo, mantendo o interruptor de seu metabolismo no modo de "crescimento" e seu mecanismo intracelular de limpeza doméstica — a autofagia — sempre desativado. Como também falei, uma dieta rica em gordura pode ser a solução para manter a ingestão calórica necessária e, ao mesmo tempo, reduzir o consumo desses carboidratos refinados e proteínas animais ativadores do mTOR (por exemplo, ficar longe de cheeseburgers, pizzas, massas à bolonhesa e bife com batatas).

Mas pensar em uma dieta rica em gorduras pode evocar uma imagem pouco saudável de alimentos gordurosos e gula. Como vimos, a queima de gordura é o que impulsionou nossos ancestrais, desde o homem das cavernas mais remoto até seus tataravós. Níveis saudáveis de gordura corporal forneceram um mega-armazenamento de energia no qual pudessem confiar em tempos difíceis, como durante a grande fome da batata irlandesa ou as tempestades de areia durante a Grande Depressão. É um componente básico de nosso corpo, no tecido muscular, no cérebro e nas membranas celulares. Mas, como todos sabemos dolorosamente, um número cada vez maior de pessoas está andando com muita gordura por aí. Nas décadas de 1980 e 1990, quando "sem gordura" se tornou uma afirmação popular de marketing sobre alimentos, sabíamos pouco que o modo de vida sem gordura (em que as gorduras eram substituídas principalmente por farinhas e açúcares refinados) teria o oposto do efeito pretendido. E nos levaria a um caminho perigoso em direção ao diabetes e à obesidade, sobretudo quando o excesso de gordura se aloja profundamente nos tecidos e em torno dos órgãos vitais. O tecido adiposo visceral (também conhecido como VAT) é comumente chamado de gordura da barriga. É encontrado dentro da cavidade abdominal e envolve os órgãos internos.

Essa gordura da barriga é considerada a pior porque tem as maiores consequências metabólicas, uma das quais acontece quando as células adiposas se tornam *senescentes* — elas deixam de se dividir, mas se recusam a morrer. Essas células senescentes emitem sinais pró-inflamatórios que instruem o sistema imunológico a se mobilizar e, quando há muitas células adiposas senescentes, isso se torna uma inflamação sistêmica crônica. Como a gordura da barriga se acumula ao redor dos órgãos, os sinais pró-inflamatórios das células adiposas senescentes causam estragos no bom funcionamento desses órgãos, além de fazer com que as células-tronco se tornem dormentes. E quando as células-tronco, que são precursoras de células parecidas com as dos bebês, que podem se diferenciar em qualquer tipo de célula, ficam inativas, surgem problemas. O corpo não pode usar essas células-tronco para regenerar ou reparar tecidos e órgãos doentes. A inflamação constante também superexcita o sistema imunológico, às vezes gerando problemas autoimunes, como artrite reumatoide, esclerose múltipla, doença inflamatória intestinal e lúpus.

Bem-vindo ao capítulo da gordura. Vou falar sobre gorduras boas e ruins porque, se você é como a maioria das pessoas, provavelmente está entendendo os fatos errados ou está completamente confuso com as afirmações contraditórias dos defensores de várias dietas ou dos vendedores de alimentos sobre o que engorda e o que é saudável. Quando se tem o equilíbrio certo de gordura na dieta, é possível ativar a autofagia de maneira mais eficaz.

Fundamentos da gordura

Vamos começar com o básico. Quando falamos que a "gordura" é essencial para o corpo, na maioria das vezes nos referimos a ácidos graxos, importantes compostos químicos encontrados em vegetais, animais e microrganismos. Nos seres humanos, os ácidos graxos ajudam a controlar a pressão sanguínea e a inflamação e a impedir a coagulação do sangue. São as moléculas que ajudam no desenvolvimento celular e na formação de membranas celulares saudáveis e demonstraram que podem bloquear a formação de tumores em animais, além de impedir o crescimento de células humanas de câncer de mama.

Não vou me estender na aula de química aqui, mas quero que você tenha um entendimento básico sobre a química da gordura. (A menos que seja formado em medicina, você provavelmente só viu isso em algumas aulas, e caiu em uma prova há muitos anos.) Um ácido graxo normalmente consiste em átomos de carbono ligados um ao outro em uma cadeia linear. Os átomos de hidrogênio também estão ligados aos átomos de carbono ao longo da cadeia, bem como em uma extremidade. Na outra extremidade, há um grupo carboxila (-COOH), e é ele que se transforma em ácido (ácido carboxílico). A estrutura dessas ligações determina se o ácido graxo é saturado ou não. Se as ligações entre os átomos de carbono são únicas, diz-se que o ácido graxo é saturado; se alguma das ligações for dupla ou tripla, o ácido graxo é chamado *insaturado*. Alguns poucos ácidos graxos têm cadeias ramificadas (não devem ser confundidas com aminoácidos de cadeia ramificada, BCAAs, que são abundantes em proteínas animais). Outros, como as prostaglandinas (compostos gordurosos semelhantes a hormônios que participam da contração e do relaxamento do tecido muscular liso), contêm estruturas em anel. Para complicar um pouquinho mais, devo dizer que ácidos graxos são encontrados em combinação com o álcool glicerol na forma de triglicerídios. O ácido oleico é o ácido graxo mais amplamente distribuído. É abundante em alguns óleos vegetais (por exemplo, azeitona, palma, amendoim e sementes de girassol) e compõe cerca de 46% da gordura corporal. Além disso, há os ácidos graxos essenciais e os não essenciais. Como o nome já diz, os ácidos graxos necessários para a sobrevivência, mas que não podem ser fabricados pelo corpo humano, são chamados de ácidos graxos essenciais; devemos obtê-los da dieta. Os ácidos graxos ômega-3 e ômega-6 compreendem as duas maiores categorias de ácidos graxos essenciais (muito mais sobre eles em breve).

Quando falamos de gorduras alimentares, geralmente nos referimos aos três tipos: gorduras saturadas, gorduras insaturadas e gorduras trans. As gorduras saturadas costumam ser sólidas à temperatura ambiente e são naturalmente encontradas em carnes de animais e produtos lácteos, como leite, queijo, manteiga e creme. Algumas gorduras saturadas também são encontradas em alimentos vegetais, como óleos tropicais (coco ou óleo de palma) e nozes. São os únicos ácidos graxos que aumentam os níveis totais de colesterol no sangue e a lipoproteína de baixa densidade (LDL ou "colesterol ruim"). Por esse motivo, eles podem aumentar o risco de doenças cardiovasculares e diabetes tipo 2 se você consumir demais e tiver fatores de risco genéticos subjacentes a essas doenças. Embora tendamos a pensar nas gorduras saturadas como sendo "ruins", todas as células de seu corpo as exigem para sobreviver. As gorduras saturadas compreendem 50% da membrana celular e contribuem para a estrutura e a função de pulmões, coração, ossos, fígado e sistema imunológico. Até seu sistema endócrino conta com ácidos graxos saturados para comunicar a necessidade de fabricar certos hormônios, como a insulina. E eles ajudam a dizer ao cérebro quando você está satisfeito para poder se afastar da mesa.

As gorduras trans são basicamente gorduras sintéticas artificiais que agem como gorduras saturadas. Elas são produzidas quando o milho, a soja ou o óleo vegetal são transformados em gordura sólida por meio de um processo chamado hidrogenação (daí as expressões "óleo hidrogenado" e "óleo parcialmente hidrogenado" nas listas de ingredientes). Embora as gorduras trans sejam cada vez mais eliminadas de muitos produtos alimentícios fabricados graças às novas políticas da Food and Drug Administration (a agência norte-americana de regulação de medicamentos e produtos alimentícios), elas ainda se escondem em muitos alimentos processados, como petiscos (bolachas e salgadinhos), produtos assados industrializados (muffins, biscoitos e bolos), gordura vegetal e muitos itens de *fast-food* fritos. Essas são provavelmente as mais tóxicas, com quase nenhuma propriedade redentora e, dentro de alguns anos, minha esperança é que sejam eliminadas do suprimento alimentar.

As gorduras insaturadas costumam ser líquidas à temperatura ambiente. São encontradas na maioria dos produtos vegetais, nozes e óleos e, geralmente, são classificadas como monoinsaturadas ou poli-insaturadas. (As gorduras monoinsaturadas têm um par de moléculas de carbono unidas por uma ligação dupla; as gorduras poli-insaturadas, por outro lado, têm duas ou mais ligações duplas entre átomos de carbono na espinha dorsal da cadeia de carbono da gordura.) Estudos mostram que a ingestão de alimentos ricos em ácidos graxos monoinsaturados (MUFAS) melhora os níveis de colesterol no sangue.[1] A pesquisa também mostra que os MUFAS podem afetar positivamente os níveis de insulina e açúcar no sangue, dois excelentes resultados para controlar o peso e o risco de disfunção metabólica.[2] Os MUFAS contemplam o azeite e o óleo de canola,[*] além de abacates e o óleo derivado. Os ácidos graxos poli-insaturados (PUFAS) são encontrados principalmente em alimentos e óleos vegetais, inclusive óleos de peixes gordurosos como salmão, arenque e linguados, além de algas marinhas. As evidências mostram que a ingestão de alimentos ricos em PUFAS também melhora os níveis de colesterol no sangue e pode ajudar a diminuir o risco de diabetes tipo 2.[3] Os ácidos graxos ômega-3 são um tipo de gordura poli-insaturada que pode ser particularmente protetora.

Os dois principais ômega-3 de que ouvimos falar muitas vezes são DHA (ácido docosa-hexaenoico) e EPA (ácido eicosapentaenoico). E precisamos dos dois, embora o DHA receba mais atenção do que o EPA em seu estrelato de apoio à saúde. (Precisamos de pelo menos 200 a 300 mg por dia, mas a maioria dos norte-americanos consome menos de 25% dessa meta). O DHA é um componente estrutural importante do cérebro dos mamíferos, além de ser o ácido graxo ômega-3 mais abundante no cérebro. Por isso, muitas vezes é elogiado por seus poderes para melhorar o cérebro e a aparente capacidade de reduzir o risco de declínio cognitivo e demência. Como o DHA do ácido graxo ômega-3 é um componente proeminente das membranas neuronais e como o corpo humano é ineficiente na síntese do DHA, dependemos de nossa dieta dos peixes gordurosos e ovos enriquecidos com DHA.

Alguns dos mecanismos pelos quais o DHA afeta o cérebro e a cognição estão começando a ser elucidados em pesquisas científicas. Por exemplo, foi verificado que a suplementação dietética de DHA eleva os níveis de BDNF do hipocampo (hormônio do crescimento cerebral) e melhora a função cognitiva em traumatismos cranianos dos roedores. Numerosos estudos, de

---

[*] O óleo de canola tem má reputação. Pode ser ultraprocessado e não tem uma aura tão saudável quanto a do azeite de oliva. Porém, como tem um ponto de queima mais alto, pode ser uma opção melhor para cozinhar em altas temperaturas. Escolha uma marca orgânica de qualidade.

fato, mostraram uma correlação entre os níveis de DHA e o volume cerebral. Em 2014, uma grande pesquisa avaliou mais de 1.100 mulheres na pós-menopausa inscritas no Estudo de Memória da Women's Health Initiative.[4] Como em muitos desses estudos, os pesquisadores usaram a ressonância magnética cerebral para medir o volume do cérebro no início do estudo e oito anos depois. Níveis mais altos de DHA igualaram-se a um cérebro maior, especificamente no que diz respeito ao volume do hipocampo, que é o centro de memória do cérebro. Um estudo anterior de 2012 registrou os mesmos resultados ao examinar mais de 1.500 homens e mulheres que faziam parte do famoso "Framingham Heart Study" [Estudo de Framingham].[5] (Este foi um dos estudos científicos de maior valor em longo prazo, acrescentando volume de dados à compreensão de certos fatores de risco para doenças; começou em 1948 com o recrutamento de 5.209 homens e mulheres saudáveis entre as idades de 30 e 62 anos da cidade de Framingham, Massachusetts. Ele possibilitou que os pesquisadores os seguissem e procurassem pistas sobre doenças fisiológicas dentro do contexto de condições como idade, gênero, características físicas e padrões genéticos.)[6]

Essa é uma boa notícia para aqueles que desejam compensar o encolhimento natural do cérebro com a idade, porque podemos tomar medidas para consumir mais DHA. Presume-se que o DHA aprimore as habilidades cognitivas, facilitando a plasticidade do cérebro, ou a capacidade de religar e remodelar-se para melhor. As conexões são fortalecidas, e a comunicação entre as células do cérebro é simplificada. O DHA também pode atuar através de seus efeitos no metabolismo, pois estimula a utilização da glicose e a função mitocondrial, reduzindo o estresse oxidativo. Todos esses efeitos, por sua vez, ajudam a ativar a autofagia quando outras condições são definidas, como jejum intermitente, restrição calórica e ciclo de proteínas.

Eis o que realmente importa. Uma teoria que explica por que o DHA pode ser tão benéfico ao cérebro e sustentar a cognição é que, quando há DHA suficiente na dieta, ele se torna um ingrediente-chave na membrana das células, especialmente neurônios no cérebro. Mas, quando falta o DHA, as células substituem outras moléculas, como o ômega-6, pela incorporação na membrana, mesmo que sejam muito menos flexíveis e dificultem a transferência de impulsos elétricos que entram na célula. Além disso, essa substituição também pode afetar estruturas chamadas proteínas G que ficam no interior da membrana celular e são um elo vital na transmissão de sinais entre as células cerebrais. As proteínas G ajudam as moléculas do lado de fora da membrana a se comunicarem com as moléculas do lado de dentro.

O outro componente de ácidos graxos ômega-3, o EPA (ácido eicosapentaenoico), é um importante regulador da inflamação e parece ser particularmente importante para controlar a inflamação celular no cérebro. Nesse campo, muitas pesquisas sobre doenças relacionadas ao cérebro, como depressão, TDAH e traumatismo craniano, mostraram que o EPA é superior ao DHA. Então, precisamos dos dois; e eles geralmente se juntam a partir de alimentos e suplementos.

Tecnicamente, o colesterol nem sempre é considerado uma gordura, embora seja igualmente vital. O colesterol é uma substância cerosa, macia e semelhante à gordura que toda célula tem capacidade de produzir. Ao contrário do que você imagina, os dois tipos de colesterol do qual ouvimos falar, HDL (lipoproteína de alta densidade) e LDL (lipoproteína de baixa densidade), na verdade não são dois tipos diferentes de colesterol. O HDL e o LDL refletem dois diferentes *contêineres* para colesterol e gorduras, cada um deles tendo um papel único no organismo. Precisamos de ambos, mas pode surgir algum desequilíbrio. O LDL baixo reduz o risco de doença cardíaca e o HDL em excesso pode causar artérias entupidas ou bloqueadas. Em geral, o colesterol forma membranas celulares com outras gorduras saturadas. Também ajuda a proteger essas membranas e policiar sua permeabilidade, para que diferentes reações químicas possam ocorrer dentro e fora da célula. Os sais da vesícula biliar, secretados para digerir a gordura e facilitar a absorção de vitaminas lipossolúveis, são feitos de colesterol. Ouvimos muito sobre os benefícios de manter o colesterol baixo. Mas um nível extremamente baixo de colesterol total no corpo pode comprometer não só sua capacidade de digerir gordura, como também o equilíbrio eletrolítico do corpo, que é gerenciado justamente pelo colesterol.

O colesterol também dá suporte ao funcionamento e ao desenvolvimento do cérebro. O cérebro detém apenas 2% da massa corporal, mas contém 25% de seu colesterol total. Isso mesmo: um quinto do peso do cérebro é colesterol e, recentemente, descobrimos algo que pode explicar isso. A presença de colesterol no cérebro determina se podemos criar sinapses (conexões entre neurônios). Além disso, o colesterol é responsável por juntar as membranas celulares para que os sinais possam saltar facilmente através da sinapse. Não podemos esquecer ainda que o colesterol no cérebro serve como um poderoso antioxidante. Protege o cérebro contra os efeitos nocivos dos radicais livres. Sem o colesterol no corpo, não conseguiríamos produzir hormônios esteroides como o estrogênio e o androgênio, ou a vitamina D, um antioxidante solúvel em gordura extremamente importante. O colesterol é uma molécula precursora, um ingrediente inicial, desses hormônios.

Além de ajudar a fornecer estrutura e função a várias partes do corpo, uma das principais razões para consumir gordura na dieta é ajudar a absorver e usar vitaminas essenciais solúveis em gordura, como A, D, E e K. "Solúveis em gorduras" significa que precisam estar rodeadas de gordura para serem digeridas, pois não são dissolvidas na água. Sem vitamina K suficiente, você não teria a capacidade de formar coágulos sanguíneos e poderia sofrer de sangramentos espontâneos (essa é a vitamina que os recém-nascidos recebem após o nascimento para evitar um distúrbio hemorrágico potencialmente fatal, apesar de raro). Uma deficiência de vitamina A iria tornar você vulnerável à cegueira e a infecções. E sabe-se que a falta de vitamina D está associada ao aumento da suscetibilidade a várias enfermidades crônicas, como depressão, doenças neurodegenerativas e várias outras autoimunes, como diabetes tipo 1, e também pode aumentar o risco de doenças cardíacas, especialmente hipertensão e aumento do tamanho do coração. A dieta norte-americana já não ajuda sendo pobre em vitaminas, devido a uma superabundância de alimentos refinados e não naturais; quando evitamos comer gordura, corremos ainda mais riscos de sofrer deficiências vitamínicas.

O PARADOXO DA GORDURA

Existem vários paradoxos lendários em que algumas comunidades de pessoas consomem muita gordura, mas nunca sofrem as consequências características. Nas vilas Nunavik dos inuítes, no norte do Quebec, por exemplo, os adultos acima de quarenta anos recebem quase metade de suas calorias de alimentos nativos, que vêm principalmente de animais selvagens que vivem livremente e comem o que encontram na natureza (em vez de operadores CAFO — operação concentrada de alimentação animal).[7] Mais de 50% de sua ingestão calórica é gordura, e a taxa de morte por doença cardíaca mostra-se bem menor que em outros canadenses ou norte-americanos. A taxa de mortalidade cardíaca é cerca de metade. As dietas deles, sem dúvida, ajudam a defender a autofagia para prevenir doenças.[8]

É importante notar que há uma grande diferença entre a gordura de um animal selvagem e a de um animal domesticado.[9] Uma quantidade menor de gordura de um animal selvagem é saturada, enquanto a maior parte está na forma monoinsaturada (como o azeite). A caça selvagem contém acima de cinco vezes mais gordura poli-insaturada por grama do que a encontrada nos animais domesticados. Além disso, a gordura de animais selvagens contém uma quantidade considerável (aproximadamente 4%) do ácido graxo ômega-3 EPA. Como citei antes, esse ácido graxo está atualmente passando por testes clínicos devido às suas propriedades antiateroscleróticas, anti-inflamatórias e de pró-cognição aparentes. Por outro lado, a carne doméstica contém quantidades quase indetectáveis desse importante nutriente. A carne bovina produzida em massa provém de animais alimentados com uma dieta concentrada de grãos, soja, milho e outros suplementos. Eles também costumam receber hormônios de crescimento e antibióticos. Essa dieta altera a composição natural da carne que produzem, o que resulta em carne bovina que contém mais calorias por grama em comparação com a carne alimentada com capim, além de um equilíbrio menos favorável de gorduras saudáveis.

Além disso, peixes de água fria e mamíferos marinhos, também parte da dieta inuíte, são especialmente ricos em ácidos graxos ômega-3 poli-insaturados. Como observado, essas gorduras parecem beneficiar o coração e o sistema vascular. Mas as gorduras poli-insaturadas que compõem a maior parte da dieta norte-americana são os ácidos graxos ômega-6 pró-inflamatórios, fornecidos em grandes quantidades por óleos vegetais e a maioria dos legumes, nozes e sementes. Para contrastar, a gordura de baleia consiste em 70% de gordura monoinsaturada e perto de 30% do ômega-3.

O ômega-3 evidentemente ajuda a aumentar o colesterol HDL, reduz os triglicerídeos e é conhecido por seus efeitos anticoagulantes. (Os etnógrafos comentaram a propensão dos esquimós às hemorragias nasais.) Acredita-se também que esses ácidos graxos protegem o coração de arritmias com risco que podem levar à morte cardíaca súbita. E, como uma "aspirina natural", as gorduras poli-insaturadas ômega-3 ajudam a diminuir os processos inflamatórios descontrolados, que atuam na aterosclerose, artrite, diabetes, obesidade, demência e em outras doenças da civilização.[10]

Já em 1908, os médicos dinamarqueses (e casal) August Krogh e Marie Krogh estudaram a dieta esquimó da Groenlândia.[11] Eles demonstraram que os groenlandeses eram conhecidos como a população que mais comia carne na época. Mais tarde, outra dupla de médicos dinamarqueses, Hans Olaf Bang e Jørn Dyerberg, confirmou isso em seus estudos entre 1970 e 1979.[12] Descobriram que a dieta da Groenlândia, que também consiste principalmente de focas e pequenas baleias ricas em ômega-3, é semelhante à dos inuítes canadenses. O consumo alto de ácidos graxos ômega-3 poli-insaturados pode explicar a baixa incidência de doenças cardiovasculares nessas populações. É verdade que os alimentos da dieta do mundo ocidental também têm ácidos graxos poli-insaturados, sobretudo porque a margarina vegetal substituiu a manteiga nas mesas da maioria das pessoas; mas esta pertence a outra família — os ácidos ômega-6. Vamos definir isso ainda mais.

ÁCIDOS GRAXOS ÔMEGA-3 *VERSUS* ÔMEGA-6

Como foi dito anteriormente, os ácidos graxos ômega-3 e ômega-6 compreendem as duas maiores categorias de ácidos graxos essenciais. Os ácidos graxos ômega-6 têm um lado bom, pois ajudam o corpo a curar doenças de pele, combater células cancerígenas e tratar a artrite. Precisamos deles com moderação, mas a maioria das pessoas tem uma superabundância extraordinária dessa gordura pró-inflamatória, que é encontrada em carnes, alguns vegetais, óleos vegetais (o óleo vegetal representa a principal fonte de gordura na dieta norte-americana), legumes, nozes e sementes.

Os ômega-3 são os ácidos graxos que merecem um prêmio porque servem a vários propósitos importantes dentro do corpo, como já descrevi. Para recapitular, eles ajudam células e órgãos a funcionarem adequadamente, ajudam na formação de paredes celulares e incentivam a circulação de oxigênio por todo o corpo. Sabe-se que a falta de ácidos graxos ômega-3 leva a coágulos sanguíneos. Se falta ômega-3 em seu corpo, você pode ter problemas de memória e humor, diminuição da visão, problemas no cabelo e na pele, batimentos cardíacos irregulares e diminuição do funcionamento do sistema imunológico. Cada vez mais evidências também sugerem que dietas ricas em gorduras ômega-3 impedem o desenvolvimento da resistência à insulina em comparação com dietas ricas em gorduras saturadas ou ômega-6 poli-insaturadas. Nas células hepáticas, musculoesqueléticas e adiposas, uma dieta rica em ômega-3 pode aumentar a afinidade de ligação da insulina ao receptor de insulina e, no músculo esquelético e no tecido adiposo, uma dieta rica em ômega-3 aumenta a sensibilidade à insulina no tecido.

Essa é a boa notícia. Mas aqui estão as más: o ômega-3 não está tão presente na dieta norte-americana padrão. Esta dieta média contém até vinte vezes mais ômega-6 do que ômega-3, e isso não é bom. Significa que estamos criando um desequilíbrio em nosso corpo que, em última análise, nos impede de ativar a autofagia.

Durante os tempos paleolíticos, a proporção de ácidos graxos ômega-6 para ácidos graxos ômega-3 que os humanos ingeriam variava de cerca de 2:1 a 1:1. As dietas modernas nos Estados Unidos variam de 20:1 a talvez 10:1 para pessoas que comem poucos alimentos processados. Isso é especialmente verdade para as pessoas que não comem peixe regularmente ou tomam bastante suplemento de óleo de peixe ômega-3. Estudos mais recentes mostram que as gorduras ômega-6 aumentam a fome (e, portanto, levam à obesidade), enquanto as gorduras ômega-3 a diminuem. Seguir uma dieta paleo geralmente ajuda nessa proporção, uma vez que eliminar os alimentos processados, os óleos de cozinha à base de vegetais, a maionese, a maioria das nozes e ingerir carboidratos com baixo índice glicêmico diminuirá bastante a quantidade desse óleo ruim e indutor de inflamação em sua dieta. Embora você ache que comer carnes e gorduras ajudaria, a grande diferença tem a ver com o que esses animais estavam comendo.

No paleolítico, todos os grandes animais de caça estavam comendo grama selvagem e se movendo de um lugar para outro, de modo que geralmente não esgotavam os minerais do solo. Suas próprias proporções de ômega-6 e ômega-3 estavam próximas de 2:1 e 1:1 também. Então, comer a gordura deles era saudável. Mas nas CAFOS modernas (operações de alimentação de animais confinados), em que milhares de vacas, porcos ou galinhas são criadas e não podem pastar, os animais geralmente são alimentados com quase apenas grão, em geral milho (e, como observado anteriormente, às vezes soja e outros suplementos são usados). A bisteca de uma vaca alimentada com milho tem cerca de 9 g de gordura saturada, enquanto o pedaço equivalente de uma vaca alimentada apenas com capim tem cerca de 1,3 g de gordura saturada.[13] Embora a proporção de ômega-6 para ômega-3 seja muito melhor nos animais alimentados com capim do que nos alimentados com grãos, as quantidades totais de ômega-6 ingeridas pelo consumo frequente de carne bovina provavelmente não aumentarão muito os níveis de inflamação, em comparação com as quantidades de ômega-6 consumidas dos óleos vegetais (milho, soja e açafrão, por exemplo) e nozes. E, como esses óleos são usados na maioria dos alimentos processados, é um perigo invisível.

Por falar em nozes, quero salientar algo de que você provavelmente nunca ouviu falar. Quando olhar atentamente para a lista a seguir, observe o surpreendentemente alto teor de ômega-6 em nozes e amêndoas. Muitas vezes ouvimos falar que as nozes contêm "gordura saudável", mas eu argumentaria que nem todas as nozes são cultivadas da mesma forma, assim como a gordura. As únicas nozes que passam em meu teste são as macadâmias, que têm a melhor proporção de ômega 3:6, e a maioria das gorduras é monoinsaturada. Amêndoas, amendoim (uma leguminosa) e castanha-do-pará têm essencialmente zero gordura ômega-3 e níveis extremamente altos de ômega-6. Não me entenda mal: amêndoa, amendoim, castanha e castanha-do-pará (entre outras) podem fazer parte de uma dieta saudável, sem dúvida, mas, se for para comer em quantidade diariamente, eu optaria por uma que tivesse uma taxa maior de ômega-3 e ômega-6. Além disso, se tiver que escolher entre um alimento rico em ômega-6 altamente processado ou um punhado de nozes, escolha as nozes, não importa quais sejam.

Conteúdo de ômega-6 *versus* ômega-3 em vários alimentos

Alimento	Calorias	Ômega-6	Ômega-3	Saturado	Relação N6/N3
Atum enlatado em água, 1 lata (165 g)	191	15	464	0	0,03
Camarão cozido, 16 grandes (85 g)	84	18	295	0	0,06
Salmão-vermelho assado (85 g)	184	96	1.210	2	0,08
Brócolis-rabe cozido (85 g)	28	17	111	0	0,15
Espinafre cru, 2 xícaras (60 g)	14	16	83	0	0,19
Linhaça, sementes inteiras, 1 colher de sopa (10 g)	102	606	2.338	400	0,26
Salmão-do-atlântico assado (85 g)	175	566	1.921	2	0,29
Alface-romana, 2 xícaras (85 g)	14	40	96	0	0,42
Brócolis cozido, ½ xícara (78 g)	27	40	93	0	0,43
Feijão-roxo, cozido, 1 xícara (177 g)	225	191	301	0	0,63
Couve cozida, ½ xícara (65 g)	18	52	67	0	0,78

Alimento	Calorias	Ômega-6	Ômega-3	Saturado	Relação N6/N3
Nozes, 14 metades (28 g)	185	10.761	2.565	1.700	4,2
Ervilhas-verdes congeladas, fervidas, ½ xícara (80 g)	62	84	19	0	4,42
Carne de boi alimentado com capim, moída, crua (112 g)	216	480	100	6.000	4,8
Óleo de soja, 2 colheres de sopa (28 g)	248	14.361	1.935	4	7,42
Grão de soja cozido, 1 xícara (172 g)	298	7.681	1.029	2	7,46
Tofu, cru, firme, ½ xícara (126 g)	183	5.466	733	2	7,46
Frango, somente peito, assado, em cubos, 1 xícara (140 g)	231	826	98	1	8,43
Frango, somente a coxa, assado, em cubos, 1 xícara (140 g)	267	2.268	238	3	9,53
Carne bovina, convencional, moída, crua (112 g)	372	668	68	12.800	9,82

Alimento	Calorias	Ômega-6	Ômega-3	Saturado	Relação N6/N3
Azeite, 2 colheres de sopa 28 g)	248	2.734	213	3.900	12,84
Chicken McNuggets do McDonald's, 4 pedaços (64 g)	186	3.505	191	2	18,35
Mingau de flocos de aveia, regular, seco, ⅓ de xícara (27 g)	102	594	27	300	22
Arroz integral, grão médio, cozido, 1 xícara (195 g)	218	552	25	0	22,08
Hambúrguer feito na frigideira (112 g)	304	452	20	8.000	22,6
Milho-cozido, 1 espiga grande (118 g)	127	691	21	0	32,9
Biscoitos recheados com manteiga de amendoim, 3 unidades (42 g)	201	1.548	45	2	34,4
Óleo de milho, 2 colheres de sopa (28 g)	238	14.448	314	3	46,01
Pistaches assados (28 g)	160	3.818	73	1.600	52,3

Alimento	Calorias	Ômega-6	Ômega-3	Saturado	Relação N6/N3
Sementes de gergelim cruas, 2 colheres de sopa (18 g)	104	3.848	68	1	56,59
Sementes de abóbora (28g)	153	5.849	51	3	114,69
Manteiga de amendoim, 2 colheres de sopa (32 g)	188	3.610	16	3.000	225,63
Sementes de girassol cruas (28 g)	164	6.454	21	1.200	307,33
Amendoim-valência cru (28 g)	160	4.616	3	2.100	1.538,67
Amêndoas escaldadas (28 g)	161	3.378	2	1.000	1.689

Legenda: ômega-6, quanto mais baixo, melhor; ômega-3, quanto mais alto, melhor; gordura saturada, quanto menos, melhor; relação ômega-6-ômega-3, quanto menor, melhor.

Sabemos, há muito tempo, que muitas gorduras ômega-6 podem ser perigosas para nossa saúde. Em 1966, o "Sydney Diet Heart Study" [Estudo dieta-coração de Sydney], batizado em homenagem à cidade em que se originou, designou aleatoriamente 448 homens de meia-idade com histórico de ataque cardíaco para comerem como quisessem ou adotarem uma dieta pobre em gorduras trans e colesterol, mas rica em gorduras ômega-6 (principalmente óleo de açafrão).[14] Durante sete anos, os pesquisadores acompanharam ataques cardíacos e mortes em ambos os grupos. Os resultados chocaram a todos: apesar de haver uma queda acentuada no colesterol LDL, 6% mais homens morreram no grupo da dieta. Isso sugere que 1 em cada 18 pessoas morreu *por causa da dieta*. Os exames de sangue durante o estudo mostraram que os níveis de colesterol e triglicerídios caíram substancialmente no grupo da dieta, precisamente o efeito pretendido. Mas o resultado final foi um aumento de 6% em problemas cardíacos fatais — contando completamente para a diferença na sobrevivência. A dieta de Sydney, focada na substituição de gorduras ruins (gorduras trans e colesterol) por ácidos graxos ômega-6, aumentou as mortes coronárias e cardíacas!

A declaração mais poderosa sobre o papel da dieta na prevenção de doenças cardíacas vem mais recentemente do "Lyon Diet Heart Study" [Estudo dieta-coração de Lyon] concluído em 1999.[15] Neste estudo, os sobreviventes de ataques cardíacos foram divididos em dois grupos. Um grupo foi submetido a uma dieta que seguia as recomendações da American Heart Association (basicamente a Pirâmide Alimentar do USDA), e o segundo grupo, a uma dieta do tipo mediterrâneo, rica em frutas, vegetais e peixe, suplementada com ácidos graxos ômega-3 e muito baixa em ômega-6. No fim de quatro anos, os dois grupos apresentaram os mesmos níveis de colesterol. Houve, no entanto, uma redução de mais de 70% nos ataques cardíacos fatais e não fatais no grupo da dieta mediterrânea em comparação com o grupo da dieta AHA, que foi autorizado a ingerir grandes quantidades de ácidos graxos ômega-6.

Este estudo foi muito prejudicial para a teoria do colesterol das doenças cardíacas. Na verdade, foi encerrado precocemente devido ao benefício significativo encontrado no grupo da dieta mediterrânea em comparação com o outro grupo. Mais importante, durante os quatro anos em que o grupo seguiu a dieta mediterrânea, eles não sofreram mortes súbitas cardíacas (um termo usado para descrever o caos elétrico no coração, que faz com que pare de bater no ritmo e é a principal causa de mortalidade cardiovascular). Os pesquisadores também registraram mais novos cânceres no grupo da dieta AHA *versus* o grupo da dieta mediterrânea. E, com certeza, não houve diferenças significativas nos dois grupos em termos de tabagismo, uso de medicamentos (como antilipídios), exercício, peso, pressão arterial e fatores psicossociais. Isso possibilitou que os cientistas percebessem apenas os efeitos da ingestão de nutrientes.

Certamente, a American Heart Association pode estar enganada. Em 2017, a AHA publicou uma declaração condenando o óleo de coco, chamando-o de gordura saturada não saudável.[16] A comunidade médica ficou alvoroçada porque essa declaração criou certa confusão. Alguns críticos destacaram a relação entre a AHA e o doador, que é também produtor de soja, desconfiando de que havia um interesse econômico por trás dessa advertência. O consenso atual é que o óleo de coco não se mostra prejudicial quando consumido em sua forma pura e natural, não com grãos refinados. Pode ser um ótimo óleo de cozinha e um sabor adicional para os pratos, assim como uma fonte adicional de triglicerídios de cadeia média. Acho difícil consumir óleo de coco em excesso.

VIVA O ÔMEGA-3!

As gorduras ômega-3 aceleram o metabolismo (animais como aves marinhas e focas, que seguem uma dieta rica em ômega-3, têm metabolismo excepcionalmente alto devido ao tamanho do corpo) e ajudam a interromper a inflamação, enquanto as gorduras ômega-6 diminuem o metabolismo e aumentam a inflamação. Essa pode ser uma das razões para a dieta moderna nos tornar gordos e propensos a doenças crônicas baseadas na inflamação. Não se trata apenas de estarmos comendo muito. Estamos fazendo uma dieta dominada pelos ômega-6. Ter uma alta proporção de ômega-6 em relação a ômega-3 também pode ser ruim para os ossos, pois uma proporção mais alta foi associada a menor densidade mineral óssea.

O ômega-6 vem de muitas sementes e grãos e é especialmente alto nos tipos de óleos vegetais que o mundo ocidental confia. O óleo mais comum em alimentos processados — óleo de soja — é quase 90% ômega-6. Atualmente, o óleo de soja consiste na maior fonte de ácidos graxos ômega-6 nos EUA porque é muito barato (a quantidade de ácidos graxos ômega-6 encontrados em nossos estoques de gordura corporal aumentou mais de 200%, ou três vezes, apenas nos últimos cinquenta anos). E isso não é apenas porque mudamos nossa dieta. Também mudamos a dieta dos animais que comemos. Cada vez mais eles são alimentados com grãos ricos em ômega-6 (o milho é rico em ômega-6) em vez de vegetais e gramíneas selvagens, reduzindo drasticamente o conteúdo de ômega-3 da maioria das carnes produzidas em operações CAFO.

GORDURAS SAUDÁVEIS NA DIETA MEDITERRÂNEA

O termo "dieta mediterrânea", o qual implica que todas as pessoas do Mediterrâneo têm a mesma dieta, é impróprio: os países da bacia do Mediterrâneo adotam diferentes dietas, religiões e culturas. Suas dietas diferem na qualidade de consumo de gordura, tipo de carne e ingestão de vinho; leite e queijo; frutas e vegetais; e nas taxas de doenças coronárias e câncer. A Grécia tem as taxas mais baixas de doenças e maior expectativa de vida. Estudos extensos sobre a dieta tradicional da Grécia (a dieta anterior à entrada em cena das influências ocidentais desde 1960) indicam que o padrão alimentar dos gregos consiste em uma maior ingestão de frutas, vegetais (principalmente plantas silvestres), nozes e grãos (sobretudo na forma de pão fermentado com baixo índice glicêmico, em vez de massas com alto índice glicêmico); mais azeite e azeitonas; menos leite de vaca, porém mais queijos de cabra e ovelha; mais peixe; menos carne; e menos vinho do que outros países do Mediterrâneo.

A análise do padrão alimentar da dieta de Creta mostra várias substâncias protetoras, como selênio, glutationa, uma proporção equilibrada de ácidos graxos essenciais ômega-6 e ômega-3, grandes quantidades de fibras, antioxidantes (especialmente o resveratrol do vinho e polifenóis do azeite)e vitaminas E e C, algumas das quais demonstraram estar associadas a menor risco de câncer, como o de mama.[17] Então, quando defendo uma "dieta mediterrânea", estou realmente falando de uma dieta grega tradicional. É a melhor dieta para alavancar o poder da autofagia e seus processos antidoenças.

Em março de 2013, o *New England Journal of Medicine* publicou um grande estudo de referência, mostrando que pessoas com idades entre 55 e 80 anos que seguiam uma dieta mediterrânea apresentavam menor risco de doenças cardíacas e sofriam menos derrames do que aquelas em uma dieta típica com pouca gordura.[18] A redução mostrou ser de até 30%. Os resultados foram tão alarmantes que os cientistas interromperam o estudo mais cedo, porque a dieta com baixo teor de gordura se mostrou prejudicial demais para as pessoas que comem muitos produtos de confeitaria prontos (como pães, bolos, biscoitos etc.), em vez de fontes de gorduras saudáveis. (Em 2018, os autores desse estudo retiraram o artigo original e republicaram uma nova análise dos dados na mesma revista, após críticas à metodologia usada.[19] Embora houvesse falhas no trabalho original, principalmente devido às limitações de conduzir estudos sobre resultados de dietas e regular fatores que os pesquisadores não podem realmente controlar, a conclusão permaneceu a mesma.)

A dieta de estilo mediterrâneo também ganhou destaque em 2017 por seu aparente benefício à saúde do cérebro — especificamente ao volume. O cérebro tende a atrofiar com a idade; portanto, qualquer coisa para manter seu volume (e força) é um bônus. O estudo foi publicado em *Neurology* mostrando que as pessoas mais velhas que aderiram à dieta apresentaram maior volume cerebral.[20] Os pesquisadores escoceses mediram o volume do cérebro usando ressonância magnética em 401 pessoas de 73 anos e novamente aos 76. Mesmo depois de se ajustar a outros fatores que poderiam explicar a diferença no volume cerebral, como diabetes, hipertensão e até educação, as conclusões dos pesquisadores foram claras: a menor adesão a uma dieta mediterrânea pode levar à atrofia cerebral em um período de três anos. Curiosamente, os participantes com a maior adesão tiveram, em média, 10 ml de volume cerebral total a mais do que aqueles com menor adesão.

Há muitas pesquisas que mostram os efeitos positivos de uma dieta mediterrânea no diabetes tipo 2 também. Quando os pesquisadores revisaram cerca de dezessete estudos nessa área, sua conclusão foi de que as evidências acumuladas até agora sugerem que a adoção de uma dieta mediterrânea pode ajudar a prevenir o início do diabetes tipo 2 e, em pessoas que já têm diabetes, melhora o controle glicêmico e diminui o risco cardiovascular.[21] Vários dos estudos relatados mostraram melhora dos níveis de glicose e hemoglobina

AIC em jejum (açúcar no sangue) da dieta mediterrânea e menos eventos cardiovasculares.

A possibilidade de um aumento da probabilidade de derrame foi levantada por vários pesquisadores que estudam doses elevadas de óleo de peixe. Isso ocorre porque os dados epidemiológicos dos esquimós da Groenlândia indicaram que eles pareciam ter taxas de AVE mais altas do que os dinamarqueses. Esse efeito colateral em potencial do óleo de peixe em altas doses foi abordado por estudos que compararam as vilas de pescadores japoneses e as comunidades agrícolas localizadas a trinta quilômetros de distância.[22] Os pesquisadores descobriram uma incidência muito menor de derrames nas aldeias de pescadores (onde as pessoas consumiam mais peixe) do que entre os agricultores (que consumiam muito menos peixe e, portanto, menos óleo de peixe). Os moradores das aldeias de pescadores tinham uma proporção de ômega-6 para ômega-3 de 1,5 para 1 no sangue, o limite mais baixo que recomendo (ver capítulo 9). Em outro estudo, os esquimós da Groenlândia que sofreram derrames hemorrágicos apresentaram uma relação ômega-6 para ômega-3 de 0,5 para 1, três vezes abaixo dos limites mais baixos que recomendo, enquanto aqueles que não sofreram derrames tiveram uma relação ômega-6 para ômega-3 de 0,8 para 1 — que ainda é duas vezes menor do que os limites inferiores que recomendo.[23] Se a proporção de ômega-6 para ômega-3 for três vezes menor que minhas recomendações, pode haver maior risco de derrame. No entanto, devido aos altos níveis de ômega-6 que os norte-americanos geralmente consomem, mesmo os pacientes com doença de Alzheimer que tomam 25 g de ácidos graxos ômega-3 de cadeia longa raramente tiveram sua relação ômega-6 para ômega-3 abaixo de 1,5 para 1.

Outra maneira de contornar esse problema em potencial é usar o azeite extravirgem sempre que possível. O azeite extravirgem é excepcionalmente rico em antioxidantes em comparação com outros óleos monoinsaturados, pois é derivado de uma fruta (azeitonas) em vez de uma semente. O azeite contém um antioxidante muito potente chamado esqualeno, que, teoricamente, demonstrou eliminar qualquer aumento na oxidação produzida na corrente sanguínea ocorrido com o óleo de peixe em altas doses. É por isso que as gorduras monoinsaturadas, especialmente o azeite, são um dos principais constituintes de meu plano alimentar.

Obviamente, tomar 100 a 400 UI de vitamina E por dia como suplemento é outra maneira de contornar esse possível problema. Você pode testar sua relação facilmente com os kits disponíveis para compra on-line. Uma proporção entre 1,5 e 3 indica que seus ômegas "bons" e "ruins" estão em equilíbrio e que você está na zona ômega do bem-estar. No programa descrito no capítulo 9, darei algumas sugestões para garantir que você esteja com os ômegas certos. Se não quiser consumir alimentos que fornecerão esses nutrientes, a suplementação será fundamental.

Embora numerosos estudos tenham mostrado benefícios específicos da suplementação com ácidos graxos ômega-3, um prestigioso estudo da Cochran de 2018 descobriu que uma revisão de 79 estudos clínicos envolvendo a suplementação com ômega-3 não resultou em redução da mortalidade total ou de mortes específicas relacionadas a doenças cardíacas nas pessoas tratadas.[24] Examinando os estudos citados, observei que geralmente eram doses muito mais baixas de ômega-3 do que acredito serem necessárias (e uma ordem de magnitude menor que os níveis consumidos por povos próximos ao Círculo Polar Ártico, que desfrutam de uma dieta rica em ômega-3). Acredito que seja preciso alcançar um nível de membrana celular de ácidos graxos ômega-3 na faixa de 8% no exame de sangue do índice ômega-3. Consumindo uma colher de sopa por dia de óleo de peixe líquido (com sabor), consegui elevar meus níveis a aproximadamente 10% em apenas alguns meses, conforme medido por um exame de sangue.

É difícil ter uma overdose de ômega-3, o que acabará por ajudá-lo a gravitar em direção a alimentos que potencializarão as forças de autofagia do seu corpo.

Principais fontes de ômega-3

- Vegetais de folhas verde-escuras (como brócolis)
- Peixe gorduroso de água fria (por exemplo, salmão e cavala)
- Carne de pasto (alimentada com capim)
- Ovos de granja
- Semente de cânhamo
- Linhaça

- Sementes de chia
- Azeite extravirgem
- Óleo de coco
- Óleo de abacate
- Nozes de macadâmia
- Óleos de peixe
- Suplementos veganos contendo EPA e DHA de algas

Onde se esconde o ômega-6

- Óleos vegetais ricos em ômega-6 (óleos de girassol, milho, soja, amendoim e sementes de algodão)
- Alimentos processados que contêm esses óleos
- Muitas leguminosas, nozes e sementes

8

Baleias, roedores e fumantes

Assim como os anões com síndrome de Laron mostraram como o IGF-1 reduzido pode resultar em resistência ao câncer, podemos aprender outras lições de alguns primos mamíferos distantes sobre a supressão da doença, periodicamente desativando o interruptor mTOR e ativando, assim, a autofagia. Afinal, o câncer é uma das doenças mais temidas que existem. Entre todas as causas de morte humana, naturais ou provocadas pelo homem, o câncer está em segundo lugar (após as doenças cardíacas). Isso é cerca de uma a cada quatro mortes. Acontece que baleias-da-groenlândia, ratos-toupeiras-pelados e até fumantes leves podem mostrar maneiras de desativar o mTOR para evitar essa doença. Os hábitos deles apontam ainda mais para o poder da autofagia.

Embora possa parecer estranho estudar os hábitos e o ambiente das baleias, roedores e fumantes na esperança de melhorar a saúde humana, é assim que muitas vezes a ciência é conduzida. Aprendemos sempre que podemos.

Conheça as baleias-da-groenlândia

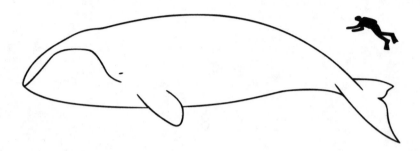

As baleias-da-groenlândia não são os maiores mamíferos do mar, porém têm a maior boca entre qualquer animal vivo (o que ocupa um terço do comprimento total do corpo). Elas podem chegar até 15 m de comprimento, com cabeças extremamente grandes e corpos relativamente atarracados (curtos e gordos). Também têm a camada de gordura mais grossa entre os animais, o que infelizmente as transformou em um alvo valioso para os baleeiros, os quais dizimaram a espécie nos últimos séculos. Essas baleias vivem no Hemisfério Norte, em torno do gelo nas regiões polares, geralmente em águas rasas. Ao contrário de outras baleias, não migram para climas mais quentes, permanecendo nas águas geladas acima do Círculo Polar Ártico, embora migrem para outras áreas dentro dessas águas entre as áreas de alimentação de verão e de inverno. Elas têm barbas de baleias, o que significa que têm placas de ossos na boca e filtram seus alimentos através de suas longas cerdas. As baleias-da-groenlândia abrem suas bocas gigantes e deslizam ao longo da superfície, ou no fundo do mar, recolhendo o zooplâncton, incluindo copépodes e eufausídeos. Precisam comer cerca de 100 t de crustáceos por ano. A comida delas é muito rica em ácidos graxos ômega-3 e, em consequência, não é surpreendente que a gordura da baleia-da-groenlândia contenha níveis relativamente altos de ácidos graxos ômega-3 e nenhum ácido graxo ômega-6 detectável. Também é muito rica em vitamina D por sua dieta.

As baleias-da-groenlândia foram caçadas por causa do óleo, da carne e de acessórios (espartilhos, base do guarda-chuva, mastros e muito mais)[1] do século XVII ao início do século XX. Hoje, alguns nativos do Alasca estão autorizados a caçar um número limitado de baleias-da-groenlândia para obter subsistência e para produzir artesanato nativo. Essas baleias também são presas das orcas. Algumas morrem ao ficarem presas e congeladas no gelo, entre outras causas naturais. Sua população limitada e seu habitat aquático inóspito transformam a baleia-da-groenlândia na mais difícil de todas as grandes baleias para se estudar. Devido à ausência de dentes (que podem ser usados para estimar a idade em outros mamíferos), é difícil dizer com que idade as baleias-da-groenlândia morrem naturalmente. Mas temos algumas pistas de quanto tempo elas podem viver se não forem caçadas.

O dr. Craig George, biólogo sênior da vida selvagem do Departamento de Gerenciamento da Vida Selvagem em Barrow, Alasca, utilizou uma técnica para medir a idade das baleias-da-groenlândia estudando as alterações nos aminoácidos nas lentes dos olhos dos animais. Em 2004, o dr. George e seus colaboradores publicaram uma atualização sobre a estimativa de idade das baleias-da-groenlândia depois de estudar 48 das baleias capturadas pelos esquimós do Alasca (inupiats) entre 1978 e 1997.[2] Para sua surpresa, ele encontrou uma com 174 anos e outra com 213! As baleias-da-groenlândia são, portanto, os mamíferos de vida mais longa do planeta.

Os inupiats caçam baleias há mais de 4 mil anos com arpões e, ao longo de décadas, contam sobre baleias que várias gerações de caçadores reconhecem pelas marcas que esses animais têm na pele, causadas pelos blocos de gelo que elas empurram para rompê-los. Essas marcas fazem com que sejam facilmente identificáveis para um baleeiro treinado. São semelhantes a tatuagens de identificação.

As estimativas de idade foram reforçadas por caçadores nativos em Barrow e outras vilas ao longo da costa norte congelada do Alasca, que encontraram seis pontas de arpões antigos na gordura de baleias-da-groenlândia mortas desde 1981. Os arpões modernos são feitos de aço, mas os encontrados na baleia eram de marfim e pedra, que não são usados desde a década de 1880.

Segundo muitos relatórios de pesquisa, a incidência de câncer é altamente incomum entre baleias, golfinhos e botos. Entre mais de 1.800 cetáceos examinados no Ártico canadense, apenas um câncer foi encontrado e nenhum tumor foi identificado em aproximadamente cinquenta belugas. Das 130 baleias-da-groenlândia mortas examinadas entre 1980 e 1989, somente uma tinha um tumor benigno, localizado no fígado. De acordo com L.M. Philo, escrevendo sobre as causas da morte nas baleias-da-groenlândia no livro *The Bowhead Whale* [A baleia-da-groenlândia]: "É improvável que os tumores sejam as principais causas da mortalidade da baleia-da-groenlândia".[3]

Então, qual é o segredo da baleia-da-groenlândia para a longevidade e para não ter câncer? Embora a alimentação seja adequada durante o verão, geralmente é escassa nos meses frios e escuros do inverno. Durante esse período, elas sofrem restrição calórica extrema. A maioria de seus nutrientes provém da cetogênese e da autofagia de sua gordura armazenada. Esse tipo de padrão — nove meses do ano mantendo o interruptor ativado e três meses desativado — é o que defendo no programa. A história da baleia-da-groenlândia reitera o valor do jejum sazonal intermitente e da restrição calórica (como os monges do monte Atos) seguidos de uma dieta cetogênica de vez em quando. Mas também transmite a importância de permitir que o interruptor ative o mTOR por certos períodos do ano para criar reservas e promover o crescimento de novos tecidos e células.

As baleias estudadas acrescentam outra reviravolta à história do mTOR. Elas fazem mergulhos profundos e geralmente prendem a respiração de vinte minutos a uma hora, durante os quais passam pela hipoxia intermitente (deficiência de oxigênio). Isso é importante, pois a montante do interruptor mTOR são sensores não apenas para insulina e IGF-1, bem como suprimentos adequados de certos aminoácidos, como a leucina, mas também o oxigênio. O oxigênio é fundamental para os processos de produção de energia da célula e, como produzir proteínas ou se dividir para produzir uma nova célula filha exige muita energia, a célula diminuirá essas atividades através do mTOR se os níveis de oxigênio não forem adequados. Mas as baleias-da-groenlândia não são os únicos mamíferos a passarem por jejum intermitente e hipoxia. As próximas espécies que encontraremos terão pele oleosa e dentes grandes e grossos.

O RATO-TOUPEIRA-PELADO

Talvez a ideia de não julgar pelas aparências tenha surgido quando alguém olhou para o rato-toupeira-pelado, que se tornou um queridinho nos círculos científicos, embora ninguém fosse capaz de achar que isso aconteceria à primeira vista.

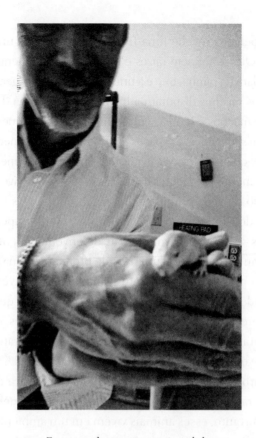
Eu segurando um rato-toupeira-pelado.

Esses roedores têm corpos enrugados, tubulares e sem pelos, com dois dentes grandes, o que faz com que pareçam um pouco com uma morsa minúscula. E são os únicos mamíferos de sangue frio da Terra, vivendo em comunidades subterrâneas, principalmente nas regiões desérticas do leste da África e do Oriente Médio. Tive a oportunidade de segurar um no viveiro subterrâneo de Shelley Buffenstein, professora do Instituto Barshop de Estudos sobre Envelhecimento e Longevidade (parte da Universidade do Texas em San Antonio) e agora pesquisadora principal do Calico Labs (subsidiária do Google), que concentra sua pesquisa em roedores longevos.

Uma colônia pode ter de vinte a trezentos ratos-toupeiras-pelados vivendo em uma área subterrânea que pode ser do tamanho de até seis campos de futebol e ter um sistema elaborado de túneis. Cada membro de um bando de ratos-toupeiras-pelados recebe uma função diferente. Alguns trabalhadores escavam túneis. Outros reúnem raízes e bulbos para a alimentação da colônia. Outros ratos cuidam da rainha, que é a única na colônia que gera filhotes. Ratos-toupeiras-pelados machos disputam a hierarquia, e há uma disputa constante — machos entre machos e fêmeas entre fêmeas — sobre quem fica no topo e quem é pisado em seus túneis e espaços apertados. Eles raramente se aventuram a sair ao ar livre e, quando o fazem, geralmente procuram alimentos e, portanto, enfrentam muito menos predadores do que os roedores que vivem acima do solo.

Ao contrário de seus primos roedores, camundongos e ratos, que costumam viver de dois a cinco anos, no máximo, o rato-toupeira-pelado pode viver até 30 anos — sem apresentar sinais de envelhecimento antes dos 25. Cego e rechonchudo, desliza em um traje de proteção de sua própria criação. E os alojamentos preferidos desses ratos são pouco desejáveis pelos padrões humanos. Eles adoram dormir em pilhas de outros ratos, o que, devido à ventilação insuficiente em suas tocas, resulta em níveis de gases, como dióxido de carbono, que matariam outros animais. O ar nas tocas dos ratos-toupeiras-pelados geralmente é baixo em oxigênio (aproximadamente 8%) e com alto teor de dióxido de carbono (cerca de 10%), devido à fraca troca de gases no solo e porque muitos ratos-toupeiras-pelados compartilham o mesmo suprimento de ar limitado. Portanto, esses animais vivem em um ambiente cronicamente hipóxico (com baixo oxigênio), mas são extremamente resistentes aos efeitos negativos da hipoxia. Na natureza, a procura por comida é bastante restrita durante a estação seca. Os animais não podem procurar extensivamente novas fontes de alimentos, a menos que o solo tenha sido suficientemente umedecido pelas chuvas. Durante breves períodos após a chuva, os ratos-toupeiras-pelados cavam intensamente para encontrar comida suficiente para sustentá-los durante as longas e irregulares secas. Esse padrão de busca de comida pode manter os ratos selvagens em um estado de restrição calórica intermitente e jejum prolongado, o que, como vimos nos capítulos anteriores, induz a autofagia, retarda o envelhecimento e prolonga a expectativa de vida.

Os ratos-toupeiras-pelados mantêm atividade normal e composição corporal por, pelo menos, 80% da vida e não apresentam esperados aumentos de mortalidade relacionados à idade ou à taxa de mortalidade, apesar de suas condições de vida adversas. Sua longa expectativa de vida pode ser atribuída à boa saúde e à resistência acentuada ao câncer. Como você provavelmente sabe, camundongos e ratos são rotineiramente usados no círculo de pesquisa para estudar doenças. Os cientistas inoculam nesses animais de laboratório todos os tipos de enfermidades para estudar doenças comuns que afetam os seres humanos; eles também realizam estudos de intervenção em roedores para verificar se x, y ou z têm algum efeito na saúde deles (e, por sua vez, talvez na saúde humana). Em outras palavras, a maioria dos pesquisadores biomédicos quer deixar os animais doentes para que possam tentar encontrar uma cura. Mas eis um detalhe incrível dos ratos-toupeiras-pelados: não é possível inocular câncer neles. Quando a professora Buffenstein tentou induzir o câncer "infectando-os", injetando ou irradiando, os roedores não desenvolveram câncer. Muito pelo contrário, eles se *autocuraram*.

Algumas questões:[4] em 2004, ela colocou alguns desses roedores resistentes ao câncer em uma câmara de radiação gama e usou raios ionizantes contra eles. Nenhuma célula se tornou cancerígena. Em 2010, tentou usar um conhecido vírus e genes causadores de câncer (sv40 TAG e RAS), mas novamente os ratos permaneceram saudáveis. Um ano depois, o laboratório dela tentou inocular câncer nos ratos-toupeiras-pelados combinando DMBA, um forte carcinógeno e um agente inflamatório conhecido como TPA. Essa combinação mata 100% dos camundongos aos quais é administrada, mas os ratos-toupeiras-pelados se recusaram a ceder.

Os ratos-toupeiras-pelados apresentam vários mecanismos para garantir o controle da qualidade das proteínas e a homeostase. As proteínas deles parecem ser muito resistentes a estressores, como altas temperaturas e ureia (um produto do metabolismo nitrogenado), e as células dos animais são particularmente eficientes na remoção de proteínas e organelas danificadas através do que é chamado sistema ubiquitina-proteassoma e, isso mesmo, você adivinhou, a autofagia. O sistema ubiquitina-proteassoma é um termo longo e técnico que tem uma definição simples: basicamente um meio de quebrar proteínas ruins e potencialmente prejudiciais que podem fomentar o câncer. Na verdade, os proteassomos do rato-toupeira-pelado são mais abundantes e mostram maior eficiência na degradação de proteínas danificadas pelo estresse no tecido hepático do que os proteassomos nos tecidos hepáticos de camundongos de laboratório comuns. Da mesma forma, a autofagia ocorre em uma taxa duas a quatro vezes maior nas células dos ratos-toupeiras-pelados do que nas de camundongos ou outros ratos.

Isso foi confirmado por Shanmin Zhao, cientista da Segunda Universidade Médica Militar em Xangai, China, que demonstrou em 2014 que os ratos-toupeiras-pelados têm níveis mais altos de autofagia do que os ratos de laboratório.[5] Coletivamente, esses processos de limpeza intracelular aprimorados podem contribuir para melhorar a manutenção de um proteoma de alta qualidade e ajudar as células do rato-toupeira-pelado a resistir a danos frente às toxinas celulares, como metais pesados ou agentes diretos que danificam o DNA. (Em resumo, seu "proteoma" é toda a coleção de proteínas que pode ser expressa pelas células e tecidos de seu corpo; entender como as proteínas são danificadas é um caminho para entender como o câncer se desenvolve.) São necessárias concentrações muito mais altas dessas toxinas para matar células do rato-toupeira-pelado do que para matar células de camundongos submetidos a tratamento experimental idêntico.

Outra característica curiosa observada é que os ratos-toupeiras-pelados são insensíveis a certos tipos de sensações incômodas, como a de comer pimenta e tomar suco de limão e vinagre, ácidos. Eles têm a capacidade de transformar esses estimulantes agressivos em analgésicos. Atualmente, estão em andamento pesquisas para verificar se poderemos tornar o sistema nervoso humano igualmente imune a esse tipo de algia. Isso pode ser extremamente útil para pacientes com câncer ou artrite, para os quais o acúmulo de ácido no tecido corporal pode ser um importante fator contribuinte para a dor crônica deles.

O que podemos aprender com o sucesso do rato-toupeira-pelado? Há algo sobre o estilo de vida dele aplicável a nós? Bem, já falei da restrição intermitente de calorias que, sem dúvida, ajuda a estimular a autofagia. Mas há algo mais que podemos colher da organização de vida sem oxigênio do rato-toupeira-pelado, o que nos leva aos benefícios potenciais do fumo leve.

FUME

Jeanne Louise Calment nasceu na cidade de Arles, no sul da França. Em 1988, quando foi comemorado o centenário da visita de Vincent van Gogh a

Arles, ela contou a repórteres que havia conhecido Van Gogh cem anos antes, em 1888, quando era uma menina de treze anos, na loja de tecidos de seu tio, onde o artista quis comprar algumas telas. Mais tarde, ela o descreveu como "sujo, malvestido e desagradável" e "muito feio, sem graça, indelicado, doente". Seu conhecimento pessoal de Van Gogh lhe rendeu uma participação, fazendo o papel de si mesma, no filme de 1990 *Vincent et moi*.

Jeanne Louise ficou conhecida por ter sido a mulher mais velha do mundo. Ela morreu em agosto de 1997, em Arles, com 122 anos e 164 dias.[*] Sua vida inspirou alguns livros e um documentário, *Beyond 120 Years with Jeanne Calment* [Além dos cem anos com Jeanne Calment]. Como muitas pessoas que viveram até uma idade excepcional, ela não teve uma vida imaculada e saudável. Passou os dias fazendo quase tudo o que os médicos desaconselham a quem deseja viver por muito tempo. Fumava e bebia, permitindo-se um copo de vinho do Porto e um cigarro por dia. Usava armas, comia quantidades excessivas de açúcar e carne vermelha e nunca tomava café da manhã, exceto por uma xícara ou duas de café. Começou a fumar aos dezesseis e deixou (por insistência do médico) aos 116 anos — fumou durante cem anos seguidos. Dois dos homens com vida mais longa, Christian Mortensen, que viveu 115 anos e 252 dias, e Walter Breuning, que viveu 114 anos e 205 dias, fumavam charutos diariamente até os cem anos. (E todos nos lembramos de George Burns e seu famoso charuto; ele viveu até os cem.)

Claramente, Jeanne é a exceção, não a regra. Mas a história dela traz duas questões importantes. Observe, como eu disse, que ela não comia nada ao acordar. Só tomava café. Isso significa que ela jejuava todas as noites e começava o dia com uma bebida pró-autofagia (sim, o café estimula a autofagia através de seu conteúdo de polifenóis. Os polifenóis são um grupo de mais de quinhentos fitoquímicos, que são micronutrientes que ocorrem naturalmente nas plantas e dão cor a elas, podendo ajudar a protegê-las de vários perigos). Agora, é possível que o cigarro diário também a tenha ajudado? Deixe-me esclarecer: não estou apoiando nenhum tipo de fumo. Que

---

[*] A idade de Jeanne foi registrada no *Guinness World Records* e em documentos oficiais, mas alguns já a acusaram de mentir a idade. Ela ainda aparece no *Livro dos Recordes*, e os que a contestam não foram levados a sério.

isso fique claro. Mas quero destacar aqui uma química interessante para que você não entre em pânico na próxima vez que inalar algo que concorra com seu oxigênio.

Os cigarros produzem uma pequena quantidade de monóxido de carbono. Esse gás se encaixa tão fortemente na bolsa de ligação de oxigênio da hemoglobina (as proteínas que transportam oxigênio em nossos glóbulos vermelhos) que não pode ser liberado novamente. Na competição entre oxigênio e monóxido de carbono, o monóxido de carbono é o vencedor. Alguns aquecedores a gás são tão eficientes em absorver CO_2 (dióxido de carbono) e transformá-lo em CO (monóxido de carbono) que os códigos de construção exigem a instalação de alarmes de monóxido de carbono, para alertar o excesso e impedir que os ocupantes sufoquem. Assim, a inalação de monóxido de carbono dos cigarros pode causar temporariamente hipoxia leve. Há algo a ser dito sobre as células famintas de oxigênio sob as condições certas. As baleias-da-groenlândia e os ratos-toupeiras-pelados sofrem hipoxia frequente, o que também pode ser responsável pelo aumento do estado de ativação da autofagia.

Embora seja possível que a hipoxia transitória induzida pelo fumo de um único cigarro ou pela inalação de um charuto uma vez por dia possa realmente ativar a autofagia e assim ajudar a livrar os alvéolos de proteínas danificadas, partículas exógenas e organelas defeituosas, também pode ser que os supercentenários simplesmente tenham um ou mais genes protetores que fornecem uma defesa adequada contra os efeitos nocivos da inalação de tabaco. Isso provavelmente estaria ausente em outras pessoas que tentam praticar os mesmos hábitos. Então, mais uma vez afirmo que não estou defendendo o cigarro, mas a conversa é muito intrigante e não deve ser omitida ao tentarmos entender completamente a autofagia entre as espécies. O tema também me permite fazer a transição para o tópico da hormese: quando uma substância que é tóxica em altas doses pode se tornar *protetora* em doses baixas?

O PODER DO VENENO

Mitrídates é um nome persa, geralmente associado à família real que governava o antigo reino de Ponto no que é hoje o nordeste da Turquia. O rei Mitrídates v era parte grego (reivindicando linhagem de Alexandre, o Grande) e parte persa (filho do rei Fárnaces I de Ponto). Era amigo de Roma e forneceu navios e soldados aos romanos durante a Terceira Guerra Púnica, na qual Roma lutou contra os cartagineses. Quando seu reinado completou trinta anos, o rei Mitrídates foi assassinado por envenenamento, possivelmente por ordem de sua esposa, a rainha. Mitrídates VI, um dos filhos mais velhos do rei e da rainha, temendo que a mãe tentasse envená-lo também para dar o trono ao filho favorito dela, começou a ingerir quantidades não letais de venenos e, mais tarde, depois de centenas de experimentos, criou uma mistura de venenos que, segundo ele, o tornaria imune a todos os venenos conhecidos.

Porém, Mitrídates VI não era amigo de Roma e travou duras batalhas contra a República ao longo de sua vida. Após sua morte (por suicídio), a fórmula secreta do "rei do veneno" foi absorvida por reis, rainhas, nobres e outros em lugares distantes como a China, em uma prática chamada "mitridatismo", isto é, proteger-se tomando pequenas quantidades de venenos.

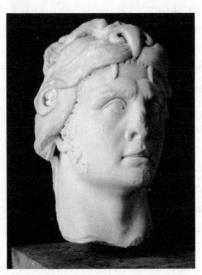

Busto de Mitrídates VI no Louvre, em Paris.

Nas últimas décadas, os cientistas começaram a revelar um processo "contraintuitivo", com propriedades semelhantes ao antídoto de Mitrídates, chamado *hormese*. (Só para garantir, isso não deve ser confundido com homeopatia. As generalizações do fenômeno da hormese usadas no apoio à homeopatia são infundadas.)

A hormese é descrita como um fenômeno de relação dose-resposta caracterizada por estímulos de baixa dose e inibição de alta dose. Ou seja, o agente em questão tem uma curva bifásica (uma curva em "U") na qual doses baixas estimulam um efeito que varia de 30% a 60% sobre o efeito sem dose alguma e doses muito mais altas inibem a mesma resposta.[6] Confuso? Um exemplo ajudará a ilustrar: um medicamento quimioterápico específico pode estimular o crescimento de tumores em doses baixas, mas inibir o crescimento dos tumores em doses mais altas. Assim, do ponto de vista das células tumorais, a pequena dose dessa toxina quimioterápica é saudável e as estimula a crescer, enquanto mais delas causam a morte. À medida que os cientistas descrevem esse novo conceito — notavelmente semelhante à hipótese de Mitrídates —, doses mínimas de substâncias venenosas podem ser benéficas, análogas a uma vacina. Está bem confirmado, por exemplo, que beber quantidades moderadas de álcool (não apenas vinho, mas qualquer bebida alcoólica) reduz o risco de doença cardíaca, enquanto níveis mais altos estão associados a riscos maiores não só de doenças cardíacas, como também hepáticas, distúrbios neurológicos e câncer.[7] Outros estudos indicam que baixas doses de muitas toxinas químicas, de poluição atmosférica, cádmio ou pesticidas a dioxinas, parecem ter efeitos horméticos nos organismos.[8] Mas, novamente, a questão é a dose (e não me interpretem mal: *não* estou sugerindo que você adicione um pouco de pesticida ao café da manhã).

Deixe-me dar mais um exemplo fácil para você entender o conceito: os cientistas registram há muito tempo que o exercício aeróbico vigoroso prolonga a expectativa de vida dos animais e reduz uma infinidade de doenças relacionadas à idade em humanos (e o exercício não precisa necessariamente ser vigoroso o tempo todo para colher benefícios). Mas há um paradoxo aqui, porque o exercício aeróbico é tóxico para o corpo em certo ponto. É *aeróbico*, o que significa que envolve alto volume de oxigênio, até dez vezes mais que a taxa de repouso. Em resposta a esse exercício, as células se fortalecem aumentando a expressão dos genes envolvidos na defesa do oxigênio e no reparo celular. Essa é a essência da hormese.

O pesquisador nos Estados Unidos que mais influenciou a comunidade científica a rever a opinião científica sobre o papel de pequenas doses de toxinas na saúde é Edward Calabrese, toxicologista e professor do Departamento de Ciências da Saúde Ambiental da Universidade de Massachusetts, Amherst. Seus interesses surgiram de um experimento que ele realizou como estudante de graduação na Universidade Estadual Bridgewater, em 1966. No experimento, ele e seus colegas pulverizaram um pé de hortelã-pimenta com um herbicida comum chamado Phosfon, na esperança de medir o quanto isso atrapalhava seu crescimento. Mas, para grande surpresa deles, a hortaliça respondeu crescendo cerca de 40% mais alta e frondosa que as hortaliças não tratadas. Mais tarde, descobriram que o herbicida havia sido acidentalmente diluído demais. Esse acidente deixou Calebrese muito curioso, e ele estudou um paradoxo na toxicologia que existia há muito tempo, mas que não era muito discutido: se doses baixas de alguns venenos são realmente benéficas.

Em 1998, depois de passar quase uma década reunindo dados de milhares de estudos, Calabrese publicou um artigo mostrando que a hormese química provavelmente teria ocorrido em 350 dos 4 mil estudos que ele avaliou.[9] Numerosos desfechos biológicos foram analisados; as respostas de crescimento foram as mais predominantes, seguidas por efeitos metabólicos, longevidade, respostas reprodutivas e sobrevida. Ele encontrou casos em que as bactérias prosperaram em doses mínimas de antibióticos; as plantas explodiram em crescimento com pequenas doses de metais pesados como chumbo; e ratos expostos a um pouco de DDT tinham menos tumores hepáticos do que ratos não expostos. A conclusão foi que a hormese química é um fenômeno biológico reproduzível e relativamente comum. A teoria tem seus críticos e atualmente está sendo estudada no mundo todo, mas o mecanismo subjacente parece lógico: quando um organismo depara com uma ameaça potencial à sobrevivência, responde desencadeando processos biológicos e "equipes" de reparação molecular. Essa reação poderia, de fato, beneficiar o organismo de alguma maneira.* E é aqui que a autofagia pode entrar em jogo.

Xenofagia: autocomer os "estranhos internos"

Primeiramente, um pouco mais de biologia ajudará. Os glóbulos brancos, também conhecidos como leucócitos (uma palavra grega formada por *leuko*, que significa "branco", e *kytos*, que significa "vaso oco"), são células do sistema imunológico produzidas na medula óssea por células-tronco. São encontrados em todo o corpo, inclusive no sangue e no sistema linfático. Um número incomumente alto de glóbulos brancos no sangue costuma ser um indicador de doença. Os macrófagos (do grego, "grandes comedores") são um tipo de glóbulo branco que engole e digere detritos celulares fora das células. Seus alvos são detritos celulares, como quando uma célula morre e se decompõe, substâncias estranhas, micróbios e células nocivas, como as células cancerígenas. Eles podem ser inflamatórios, ao liberar óxido nítrico, ou podem ser reparadores, ao liberar uma molécula do hormônio do crescimento, a ornitina.

Outro protetor extracelular são os fagócitos (do grego *phagein,* "comer"; e *cyte,* "célula"). São células que protegem o corpo através da ingestão de partículas externas, bactérias e células mortas ou moribundas. Os fagócitos

---

* Uma das áreas mais interessantes de estudo hoje em relação ao poder potencial da hormese gira em torno do uso de "bucky-bolas", que são nanopartículas de moléculas de carbono com uma forma esférica semelhante a uma bola de futebol. Elas demonstraram ter propriedades antioxidantes que podem promover a autofagia e prolongar a expectativa de vida. Também podem funcionar estressando as células através da hormese. Um estudo de 2017 que se tornou viral na internet ocorreu na França, onde pesquisadores injetaram bucky-bolas dissolvidas em azeite nos estômagos de ratos e eles viveram o dobro do tempo. Esse tipo de pesquisa não só sofre questionamentos, como também está só no começo. Então, ainda não há uma explicação prática para nós. Mas fique atento. Talvez um dia estaremos tomando bucky-bolas em nosso café da manhã. Em 1985, Robert Curl e Richard Smalley, da Universidade Rice, em Houston, e Harold Kroto, da Universidade de Sussex, no Reino Unido, criaram esses aglomerados ocos e esféricos de carbono, conquistando o Prêmio Nobel de Química de 1996. Eles foram chamados de Buckminsterfullerenes (mais tarde apenas *fullerenes* ou *buckyballs*), em homenagem ao renomado futurista e inventor Buckminster Fuller, que havia projetado uma cúpula geodésica muito semelhante em estrutura.

são atraídos pelos invasores por sinais químicos emitidos durante a infecção. Quando entram em contato com, digamos, bactérias ruins, eles as envolvem e as matam com oxidantes ou óxido nítrico. Uma membrana celular formará uma vesícula ao redor de uma partícula que foi absorvida por um fagócito. Essa vesícula é chamada de fagossomo e depois se fundirá com um lisossomo para digerir o invasor externo. Esses termos devem ser familiares, porque os fagossomos e os lisossomos têm papel fundamental na digestão ou na reciclagem de componentes biológicos no processo de autofagia que descrevi no capítulo 2.

Infelizmente, para organismos multicelulares como nós, as bactérias tiveram muito tempo para adquirir habilidades para driblar esses sistemas e transformá-los em células onde tentam sequestrar o equipamento celular para infectar seu hospedeiro e proliferar. A autofagia antibacteriana, também conhecida como xenofagia (do grego, "estranho" ou "estrangeiro" mais "comer"), é um componente inato da resposta imune, direcionada contra patógenos intracelulares, como vírus e bactérias.

A ubiquitina, identificada pela primeira vez em 1975, é uma pequena proteína reguladora que está presente em quase todas as células (portanto, "ubíqua") que têm núcleos (ou seja, não são encontradas nos glóbulos vermelhos). Essas proteínas ligam-se a outras que precisam ser digeridas através da autofagia. As proteínas-alvo podem ser singulares (por si mesmas) ou ligadas a outras proteínas, ou parte de uma bactéria ou um vírus. Claro, algumas bactérias também evoluíram para escapar da xenofagia. As salmonelas podem bloquear as defesas autofágicas nas fases posteriores de seu ciclo infeccioso. O HIV, por exemplo, contém uma proteína, Nef, que parece bloquear a maturação do autofagossomo. Quando o Nef é bloqueado, o vírus HIV é degradado pelo processo de xenofagia.

Agora, vamos voltar à noção de que uma toxina é um estimulador da autofagia. O processo de limpeza pode ser desencadeado pela detecção de toxinas dentro das células e mitocôndrias. Acredita-se que a autofagia de determinados vírus, bactérias e parasitas pode ser considerada, pelo menos em parte, como uma reação às propriedades físicas desses objetos, em vez de uma resposta à estrutura química e/ou aos produtos do metabolismo deles. Contudo, o método exato pelo qual eles são identificados ainda não é conhecido. As mitocôndrias com mutações ou danificadas podem liberar níveis mais altos de radicais livres do que as mitocôndrias saudáveis, e essas usinas disfuncionais também podem ser marcadas para remoção por autofagia. Tomar suplementos antioxidantes exógenos pode reduzir a ROS que sinaliza que as mitocôndrias devem ser recicladas e, assim, interferir na eliminação dessas mitocôndrias disfuncionais. Isso pode explicar um paradoxo que tem assombrado os pesquisadores que estão tentando resolver problemas de saúde através do aumento de suprimento de antioxidantes do corpo. (Entre os antioxidantes naturalmente produzidos pelo corpo, estão o ácido alfalipoico e a glutationa.)

Hormese reversa

Ouvimos falar constantemente sobre os benefícios dos antioxidantes. Eles estão na mídia diária e são apresentados como joias antienvelhecimento em vários produtos, dos que usamos no rosto até os alimentos que ingerimos. Tecnicamente, os antioxidantes envolvem vitaminas, carotenos, fitoquímicos e minerais encontrados em alimentos e plantas. Eles agem como doadores de elétrons para saciar os radicais livres capazes de danificar proteínas, membranas celulares e nosso DNA, potencialmente levando à inflamação e a um risco maior de câncer e muitas doenças crônicas. Mas, se você tiver prestado atenção a essa mesma mídia, talvez tenha notado alguns anos atrás, quando manchetes como "Antioxidantes CAUSAM câncer!" eram bem comuns. Depois de décadas de pesquisa examinando os benefícios potenciais de consumir antioxidantes ou passá-los na pele, qual a fonte dessa alarmante notícia?

Até o momento, houve diversos ensaios clínicos em todo o mundo sobre suplementação antioxidante e prevenção do câncer. Já os resultados não foram muito claros. Na maioria dos casos, a suplementação não teve impacto no risco de vários tipos de câncer. No entanto, em alguns estudos a suplementação antioxidante realmente *aumentou* o risco de câncer. Os estudos mais notáveis foram o Caret ("Carotene and Retinol Efficacy Trial" — Teste de eficácia do retinol e do caroteno)[10] e o ATBC ("Alpha-tocopherol, Beta-carotene Cancer Prevention" — Prevenção de câncer, betacaroneto e alfatocoferol)[11], nos quais a suplementação diária com betacaroteno ou uma combinação de betacaroteno e vitamina A aumentou a incidência de câncer de pulmão e a mortalidade por todas as causas em fumantes. Os dois estudos começaram em 1985. O estudo Caret foi interrompido no início de 1996 antes do previsto devido aos resultados alarmantes. As pessoas que tomaram os suplementos no estudo ATBC continuaram até 1993, mas foram acompanhadas até 2013. Houve também o estudo Select ("Selenium and Vitamin e Cancer Prevention Trial"— Teste de prevenção de câncer com vitamina E e selênio), publicado inicialmente em 2008[12] com acompanhamento até 2011.[13] O Select mostrou que a suplementação diária de vitamina E aumentou o câncer de próstata em homens mais velhos em até 17%.

Em um estudo de 2015, os cientistas da Universidade de Gotemburgo administraram vitamina E e um medicamento genérico chamado N-acetilcisteína (também conhecido como N-A-C ou NAC), ambos antioxidantes, a camundongos com princípio de câncer de pulmão.[14] As doses de vitamina E eram comparáveis com as dos suplementos; as doses de acetilcisteína, prescritas para doença pulmonar obstrutiva crônica (DPOC) para reduzir o muco, eram relativamente baixas. Os resultados foram surpreendentes: os antioxidantes causaram um aumento de 2,8 vezes nos tumores de pulmão, tornaram os tumores mais invasivos e agressivos e fizeram com que os camundongos morressem duas vezes mais rápido — tudo em comparação com camundongos que não receberam antioxidantes. E, quando os antioxidantes foram adicionados às células tumorais do pulmão humano em laboratórios, eles também aceleraram o crescimento de cânceres. Esse resultado coincidiu com os muitos estudos que descobriram que "os antioxidantes não protegem contra o câncer em pessoas saudáveis e podem aumentá-lo" ou fomentá-lo naqueles que já sofrem desse mal. Isso, de acordo com Martin Bergö, que liderou o estudo de 2015. Bergö também esteve envolvido em outro estudo de 2015 que mostrou como os antioxidantes aumentam o risco de que o câncer de pele (melanoma) se torne metastático.[15]

O avanço significativo no estudo pulmonar de Bergö foi identificar como os antioxidantes podem fomentar, contraintuitivamente, o câncer. Os antioxidantes, de fato, diminuem o estresse oxidativo e os danos ao DNA, como esperado. Mas o dano se torna tão insignificante que é indetectável pela célula. A célula, portanto, não implementa seu sistema de defesa contra o câncer, que está baseado em uma proteína chamada p53. Essa molécula anticâncer e seu gene supressor de tumores que a codifica — TP53 — receberam muita atenção nos últimos trinta e poucos anos, especialmente depois que a revista *Science* a declarou "Molécula do Ano" em dezembro de 1993.* É o gene mais estudado hoje. (Em média, são publicados cerca de dois artigos por dia, descrevendo novos detalhes da biologia básica do TP53.) Essa é a questão: ele aparece como mutação em aproximadamente metade de todos os cânceres humanos. E há outra: nós, humanos, temos apenas uma cópia por cromossomo, o que, no total, dá duas por célula, um alelo da mãe e outro do pai. Muitos outros animais que escapam do câncer têm mais cópias do TP53. Os elefantes, um exemplo frequentemente citado, têm pelo menos vinte cópias, e seu status livre de câncer é atribuído ao número de TP53 (os cientistas descobriram isso em 2015 e, a partir daí, estimulam novas investigações e pesquisas sobre o câncer).[16] Queremos proteger nosso TP53 não apenas da mutação, mas de doenças que impedem suas ações no corpo. O que me leva de volta aos antioxidantes. Os antioxidantes podem ocultar os problemas no corpo que a p53 e outros processos moleculares deveriam tratar? E também podem impedir a autofagia? Pode apostar.

Muitos antioxidantes inibem a autofagia. Ao bloquear a autofagia, os compostos antioxidantes podem aumentar os níveis de proteínas propensas a se agregar associadas à doença neurodegenerativa. Nos modelos de mosca e peixe-zebra da doença de Huntington, por exemplo, os antioxidantes exacerbam a doença e cancelam o resgate observado com agentes indutores de autofagia. Assim, os benefícios potenciais em doenças neurodegenerativas de algumas classes de antioxidantes podem ser comprometidos por suas propriedades de bloqueio da autofagia. E isso pode ser verdade para outras doenças, não apenas as neurodegenerativas, como descrevi. Então, sim, o excesso de algo bom (antioxidantes) pode fazer mal, o que é verdade para praticamente qualquer coisa na vida.

---

* A p53 foi apelidada de "Guardiã do Genoma". Anteriormente, eu tinha chamado a autofagia de Guardiã porque pode limitar os danos ao DNA e a instabilidade cromossômica. Ambos merecem o apelido. E acho que pesquisas futuras descobrirão outros genes supressores de tumores, além do TP53.

Alcançando o equilíbrio

Os estudos sobre antioxidantes continuarão. Coletivamente, é provável que haja muitos estudos mostrando como eles previnem o câncer e têm outros efeitos que fazem bem à saúde. Essa é uma área muito complexa da medicina que estudos futuros precisam esclarecer. Não podemos esquecer que diferentes antioxidantes agem de maneira distinta e podem ser menos prejudiciais ou até benéficos. Além disso, estudos em placas ou animais de laboratório, como camundongos e ratos, podem não ser aplicáveis aos seres humanos. Também não podemos negligenciar o fato de que cada um de nós é único. Meu DNA subjacente e o risco de certas doenças não são os mesmos que os seus. Mais uma vez, a futura medicina vai levar isso em conta e produzirá medicamentos verdadeiramente personalizados para o mercado.

Acho que podemos concordar que a administração de doses excessivas não faz bem. Não é de surpreender que tenhamos de encontrar um equilíbrio entre antioxidantes internos e externos. Vou ajudá-lo a fazer isso agora, oferecendo um programa a seguir. Com o que sabemos, acho que o equilíbrio certo implica consumir antioxidantes enquanto você estiver no estado de alimentação (anabólico) e evitá-los quando ativar sua autofagia no estado catabólico (em jejum).

Meu objetivo principal ao mostrar as histórias deste capítulo, no entanto, é destacar algumas das nuances da vida — e do envelhecimento. Ainda não temos todas as respostas, mas podemos aprender com a natureza, desde grandes mamíferos, como a baleia-da-groenlândia, a pequenos mamíferos, como o rato-toupeira-pelado, e até pessoas aparentemente sobrenaturais, como Jeanne Louise Calment. Prevejo que o futuro será bom para nós, meros mortais, que continuaremos a procurar a fonte da juventude. Enquanto isso, podemos confiar no poder do jejum intermitente, do ciclo de proteínas e da cetose. Também vou sugerir que você mantenha o equilíbrio com exercícios e redução do estresse.

Vamos lá.

9

Picadas no dedo e listas de compras

Esqueça sucos e dietas detox. Abandone a vida com pouca gordura e como refém de truques publicitários. Esse é o único programa de que você irá precisar para aumentar a probabilidade de uma vida boa e longa. Se você ainda não começou a mudar alguns hábitos com base no que leu, agora é sua chance. Quero tornar tudo o mais fácil e tranquilo possível para você. Neste capítulo, tenho algumas opções que você pode adaptar à sua própria vida. O objetivo é implementar o máximo de estratégias que contemplei no livro. Você irá catabolizar (quebrar) seus tecidos e células por oito meses do ano para limpar a casa de seu corpo através da ativação da autofagia e irá anabolizar (montar ou construir) tecidos e regenerar células durante os outros quatro meses ativando o mTOR. Esses meses serão organizados da maneira que for mais conveniente — dois meses com autofagia ativada e um mês desativada, ou quatro ativada e dois desativada, ou mesmo oito ativada e quatro desativada. Não há consenso sobre um padrão catabólico-anabólico perfeito que se deva seguir, mas, a despeito de alguns estudos, acho que a divisão de oito por quatro meses é mais saudável. Fornecerei diretrizes gerais que seria bom se todos seguissem e, logo depois, apresentarei ideias para acelerar e maximizar seus resultados.

Você aprendeu mais sobre o metabolismo celular do que a maioria das pessoas hoje em dia, inclusive muitos médicos. Quando começar a fazer essas alterações, verá e sentirá resultados rapidamente. Se você nunca experimentou fazer uma dieta baixa em carboidratos ou cetogênica, durante o período de adaptação pode ter gripe, exaustão e mal-estar geral. Como descrevi no capítulo 5, isso é perfeitamente normal e esperado. Lembre-se: estamos ensinando novamente a seu corpo um passo esquecido no metabolismo. Estamos limpando a bagunça e levantando alguma poeira no processo. O corpo está passando por uma espécie de renovação que tem alguns efeitos que você sentirá. Concentre-se no que irá encontrar logo ao virar a esquina: mais energia, uma mente clara e vibrante. Os sintomas de qualquer condição crônica com a qual você convive irão diminuir ou até desaparecer. Você conseguirá dormir melhor, ser mais produtivo no trabalho e encontrar a motivação para se exercitar. Terá um controle maior sobre a taxa de açúcar em seu sangue, os níveis de inflamação, o peso e as doenças crônicas, mas também mudanças em outros aspectos da vida. Você ganhará mais autoconfiança para enfrentar momentos estressantes com mais facilidade.

Devo reiterar que, se você está passando por alguma condição específica de saúde, inclusive gravidez ou lactação, ou tomando remédio para prevenir ou tratar uma doença, deve consultar seu médico antes de incorporar qualquer ideia ou sugestão presente neste capítulo. Este protocolo não se propõe a ser universal. Minha esperança é que cada leitor encontre a combinação ideal dessas estratégias, fazendo as adaptações necessárias para criar uma vida mais saudável e mais longa.

Se você é como a maioria das pessoas, seu corpo está viciado em carboidratos e nadando em muita insulina. Para piorar, as diretrizes nutricionais ainda promovem a ideia de que devemos obter a maior parte das calorias dos carboidratos. O *Guia da pirâmide alimentar* original, publicado pelo Departamento de Agricultura dos Estados Unidos em 1980 — e as atualizações desde essa época —, destruiu nosso corpo e nossa cintura. O absurdo e a ironia dessas diretrizes são que, embora existam gorduras e aminoácidos essenciais, não existem carboidratos essenciais, mas é exatamente nisso que eles insistem! Mesmo com zero carboidratos entrando em seu corpo por meio dos alimentos, você ainda pode produzir glicose pelo processo de gliconeogênese. O fígado irá converter glicerol derivado de gorduras para criar glicose. Vários estudos mostram que pessoas que seguem uma dieta com baixa ingestão de carboidratos e não reduzem as calorias totais perdem mais peso do que aquelas que adotam uma dieta pobre em gorduras e reduzem o consumo calórico total. Isso também diz muito.

Nem pense duas vezes em sua capacidade de fazer isso — é o que evoluímos para fazer. E não tenha medo de restringir suas calorias, reduzir as proteínas e deixar de comer coisas que ama, como *bagels* e sorvete. Percebo que, para muitas pessoas, evitar açúcar e carboidratos, como doces, panquecas e pizza, pode ser difícil. Mudar não é fácil, mas a mudança monumental acontece quando você se compromete com o desafio e colhe as recompensas. Nesse plano, você não se sentirá privado ou terá desejos inegáveis. Dê o primeiro passo. Mas primeiro vamos discutir alguns testes que ajudarão você a saber se seu novo estilo de vida está funcionando. Isso também servirá de base para você no começo.

Picada no dedo

Qual é o resultado de, durante toda a vida, continuar pisando no acelerador do mTOR sem pisar no freio da autofagia? Se você mora em um país desenvolvido, o risco de se tornar obeso ou desenvolver diabetes, doenças cardíacas, câncer ou Alzheimer (e muitas pessoas desenvolvem mais de uma delas ao mesmo tempo, algo chamado comorbidade) é muito possível. Já aqueles que seguem uma dieta "primitiva" em oásis saudáveis como Okinawa, Loma Linda e monte Atos, como vimos, são os que correm menos risco de desenvolver essas doenças da civilização. Ligar o interruptor e restaurar a autofagia ao nível de nossos ancestrais paleolíticos é a maneira de virar o jogo a nosso favor. É como afinamos o sistema do corpo e, talvez, revertemos o curso de uma doença ou a evitamos completamente.

Quando começamos um novo regime saudável, prefiro bem mais a autoavaliação, com o acompanhamento dos parâmetros de saúde, como peso, IMC, massa muscular, tecido adiposo vascularizado, densidade óssea e vários marcadores químicos do sangue. A autoavaliação irá ajudá-lo a monitorar seus fatores de risco (glicose alta no sangue, hipertensão, triglicerídios ou colesterol alto, e assim por diante). Também mostrará como seguir as práticas que apresento, como consumir mais vegetais e menos carne animal e laticínios (mas não necessariamente gordura animal) e fazer jejum, melhorando esses marcadores de saúde, além de diminuir os riscos de doenças. Os resultados dos exames irão criar uma referência e podem motivá-lo ainda mais a mudar seus comportamentos e controlar seu bem-estar.

A medicina agora tem a capacidade de criar seu perfil para determinar o risco de desenvolver certas doenças — de obesidade e diabetes a Alzheimer e câncer. Os exames de laboratório listados neste capítulo estão disponíveis, são baratos e são cobertos pela maioria dos planos de saúde. No entanto, recomendo que, se estiver enfrentando alguma condição médica, marque uma consulta com seu médico para que todos os resultados dos exames sejam avaliados por ele. É importante ter uma boa conversa sobre mudanças no estilo de vida que planeja fazer dentro do contexto de qualquer condição médica, inclusive gravidez. Isso é ainda mais importante se estiver tomando remédios. Você também pode decidir fazer um check-up completo, realizando todos esses exames ou quaisquer outros que seu médico recomendar. Se você tiver histórico familiar de certas doenças, como demência ou diabetes, será bom falar com seu médico sobre isso e perguntar se há exames adicionais que podem ser realizados ou formas de prevenir esses diagnósticos.

Agora que o sequenciamento de DNA se tornou acessível e hoje está amplamente disponível em várias empresas de biotecnologia, eu o incentivo a obter sua genômica pessoal e seu perfil de risco. Você pode comprar esses kits de teste de DNA em farmácias ou pela internet, e depois é só cuspir em um tubo e enviar o pacote para a empresa de biotecnologia. Embora alguns dados possam ser mais divertidos do que informativos, por exemplo, o tipo de cera de ouvido que você tem ou sua ancestralidade genética, outros podem revelar variantes genéticas que o tornam mais suscetível a determinadas doenças. Mas se lembre de que a sequência de DNA é apenas uma parte do quebra-cabeça. O DNA diz mais sobre risco do que sobre destino. A sequência de DNA prevê probabilidades na maior parte, não necessariamente destinos. E a maneira como o DNA se expressa tem mais a ver com escolhas de estilo de vida do que com as cartas genéticas que recebemos ao nascer. Simplificando, você pode mudar o destino de seu corpo escolhendo como come, dorme, se move e respira. Agora, vamos fazer esses testes, que devem ser repetidos durante os check-ups anuais regulares.

- **Glicemia de jejum**: recomendo comprar um medidor de glicose barato (tiras que custam menos de um dólar por dia). Estão disponíveis na internet ou em farmácias. Use logo ao acordar todos os dias e marque o resultado em um calendário. Coloco isso em meu calendário on-line, junto com uma descrição diária do que e quanto comi ao longo do dia, para que possa voltar e decifrar o que está melhorando ou diminuindo meus níveis matinais desejados. Os resultados da manhã são normalmente afetados pelo que você comeu no dia anterior. Ferramenta de diagnóstico bastante usada para verificar pré-diabetes e diabetes, o monitor mede a quantidade de açúcar (glicose) no sangue após um jejum de pelo menos oito horas. Um nível de jejum entre 70 e 100 mg/dl é considerado normal; acima disso, seu corpo está mostrando sinais de resistência insulínica e diabetes e maior risco de doença cerebral. A rigor, você deve ter uma glicemia em jejum inferior a 95 mg/dL. Tento manter meus níveis de glicose no sangue em jejum pessoal (manhã) em torno de 75 a 85 mg/dl. Caso contrário, você manterá seu interruptor de autofagia desativado. Você também pode verificar seu nível uma hora após consumir uma refeição ou lanche. Se estiver acima de 120 mg/dl, você consumiu demais ou precisa de menos carboidratos com alto índice glicêmico em sua refeição na próxima vez.
- **Hemoglobina A1c**: como expliquei anteriormente, este teste revela o açúcar no sangue "médio" durante um período de noventa dias e, como tal, fornece uma indicação muito melhor do controle geral do açúcar no sangue. É um teste bastante usado em consultórios médicos durante os exames de rotina. Um bom valor de A1c está entre 4,8% e 5,4%. Um valor entre 5,7% e 6,4% indica pré-diabetes, e qualquer coisa igual ou superior a 6,5% indica diabetes total. Pode levar algum tempo para que esse número melhore. Por isso, normalmente

James W. Clement com Kristin Loberg

é medido apenas a cada três ou quatro meses (ou anualmente nos exames físicos de rotina). O interruptor de autofagia não pode ser ativado se o A1c for cronicamente alto.

- **Homocisteína:** níveis mais altos desse aminoácido, produzido pelo organismo, estão associados a muitas doenças, desde aterosclerose (estreitamento e endurecimento das artérias), doenças cardíacas e derrames até doenças renais, depressão e demência. As pessoas que consomem muita carne e laticínios tendem a ter uma pontuação alta porque esses alimentos contêm metionina, um aminoácido que é convertido em homocisteína no organismo. Seu nível deve ser 10 μmol/l ou menos. Observe que foi demonstrado como altos níveis de homocisteína também triplicam a taxa de encurtamento de telômeros. Os telômeros são aquelas "tampas" nas extremidades dos cromossomos que protegem os genes; seu comprimento é uma indicação biológica da rapidez com que você está envelhecendo. Poderá reduzir automaticamente os níveis de homocisteína quando reduzir o consumo de carne e laticínios. Exercício e certas vitaminas B, principalmente folato (B_9), B_{12}, B_6 e B_2 também podem ajudar a diminuir seu nível. O corpo depende dessas vitaminas para metabolizar a homocisteína, e é por isso que as pessoas com alta homocisteína também tendem a ser pobres em vitaminas B.
- **Proteína C-reativa (PCR):** este é um marcador de inflamação. O ideal é que fique entre 0,00 a 3,0 mg/l. A PCR pode levar vários meses para melhorar, mas é possível que você veja mudanças positivas mesmo depois de um mês em meu plano.
- **Perfil lipídico (ou painel lipídico):** mede a quantidade de colesterol (LDL e HDL, bem como o colesterol total) e triglicerídeos no sangue. Os triglicerídeos são um tipo de gordura no sangue, e altos níveis geralmente indicam um problema no fígado ou no pâncreas. Níveis altos tendem a aparecer com outros problemas, como diabetes, obesidade, pressão alta e um equilíbrio pouco saudável do colesterol HDL/LDL. Excesso de açúcar refinado e álcool aumentará seus

níveis de triglicerídeos. De acordo com a Cleveland Clinic, eis os números desejáveis:[*]

◊ **Colesterol total:** 100-199 mg/dl (para maiores de 21 anos).
◊ **Lipoproteína de alta densidade (HDL):** maior que 40 mg/dl.
◊ **Lipoproteína de baixa densidade (LDL):** menos de 70 mg/dl para pessoas com doença cardíaca ou nos vasos sanguíneos e para outras pessoas com risco muito alto de doença cardíaca (pessoas com síndrome metabólica). Menos de 100 mg/dl para pacientes de alto risco (por exemplo, alguns pacientes que apresentam múltiplos fatores de risco para doenças cardíacas). Menos de 130 mg/dl para indivíduos com baixo risco de doença arterial coronariana.
◊ **Triglicerídeos:** menos de 150 mg/dl.

- **Proporção de ômega-6 para ômega-3:** como observado anteriormente, você pode verificar seus níveis de ômega-3 através de um simples exame de sangue que pode ser feito em casa com um kit comprado pela internet. Este não é um teste típico que seu médico solicitará, a menos que você peça. O ideal é um índice de ômega-3 na faixa de 8% a 12%. Em termos da proporção de ômega-6 para ômega-3, você deve estar na faixa de 2:1 a 1:1.
- DEXA **scan ou densitometria:** este procedimento de baixa incidência de raios X, que demora em torno de dez minutos, está ficando bastante popular. DEXA significa *dual-energy X-ray absorptiometry* [absorciometria por raios X com dupla energia], que é um termo chique para a tecnologia usada para escanear o corpo de forma não invasiva. Procure laboratórios que oferecem imagens do corpo inteiro, e não apenas escaneamento da densidade corpórea. Muitos

---

[*] Esses valores desejáveis são diferentes para crianças e adolescentes. Estão começando a surgir métodos mais modernos de avaliar os níveis de colesterol e riscos relacionados à saúde. Um, por exemplo, é chamado equação de Martin-Hopkins e tem como objetivo ajudar médicos a calcular com mais precisão o LDL sem que o paciente esteja em jejum antes da coleta de sangue. Porém, a maioria dos laboratórios ainda usa como referência os pontos listados nesta seção.

fornecem escaneamento 3D que mostra o IMC, a porcentagem de gordura corporal, a massa muscular e a densidade óssea, região por região. Você pode usar esses exames para conseguir resultados de curto prazo sobre o andamento de sua dieta, se está ganhando ou perdendo músculos e se precisa aumentar os suplementos de cálcio e vitamina K2 e/ou realizar exercícios com pesos para aumentar a densidade óssea. Esses exames podem ser feitos a pedido de seu médico ou, dependendo de onde morar, poderá encontrar clínicas de diagnóstico por imagem que fazem o exame.

Após três meses no programa, tente repetir esses exames para observar melhorias. Em seguida, solicite que seja feito durante as visitas anuais a seu médico.

DEZ MOTIVOS PARA VIRAR A CHAVE

Agora, é um bom momento para recapitular o que você aprendeu. Aqui estão os dez fatos centrais para recordar:

1. Todos os animais, fungos, protozoários e plantas passam por estados de banquete (anabólico) e fome (catabólico), e o interruptor mTOR deles é ligado e desligado como o nosso, passando de crescimento (anabólico) para reciclagem (catabólico).

2. Desde que nossos primeiros ancestrais começaram a caçar e coletar na savana africana até o começo da Revolução Agrícola, cerca de 12 mil anos atrás, passaram-se cerca de 4 milhões de anos. Assim, os humanos consumiram grãos e laticínios durante menos de ¼ de 1% do nosso tempo na Terra; colocado de outra forma, passamos cerca de quatrocentas vezes mais tempo como caçadores-coletores do que como fazendeiros.

3. É mais provável que nossos ancestrais cavernícolas consumissem gorduras, sementes, nozes e tubérculos com baixa glicemia, o máximo de gordura que conseguissem e carne, quando disponível. Eles

consumiam mel e grãos de acordo com a estação, mas nenhum dos dois contribuía substancialmente para suas calorias diárias.

4. As doenças da civilização (diabetes, câncer, doenças cardiovasculares e Alzheimer) começaram a ocorrer em uma porcentagem muito maior da população quando as sociedades trocaram as dietas caçadoras-coletoras por dietas baseadas em grãos, especialmente depois do advento de açúcares e farinhas refinadas e produzidas em massa.

5. Diversos grupos ao redor do mundo, como os okinawanos, os veganos de Loma Linda e os monges do monte Atos, evitam a dieta ocidental, comem mais vegetais e menos carne e laticínios e desfrutam de vidas mais longas com níveis menores de diabetes, câncer, doenças cardiovasculares e Alzheimer do que as pessoas que seguem a típica dieta ocidental, que é rica em grãos refinados, açúcares e carne produzida mediante confinamento.

6. Consumir menos proteína animal e laticínios diminui os níveis de IGF-1 (algo experimentado pelos três grupos listados anteriormente, parecidos com os anões com síndrome de Laron, que apresentam perda de função dos genes receptores IGF-1), que desliga o mTOR. Assim, entramos no estado catabólico, no qual a autofagia é ligada e nosso corpo limpa as proteínas desnaturadas e organelas disfuncionais.

7. Consumir menos carboidratos de alta glicemia (por exemplo, açúcares, farinhas, amido facilmente digerido e muitas frutas) irá diminuir o nível de glicose no sangue, protegê-lo de produtos finais de glicação avançada (AGES) e desligar o mTOR.

8. Consumir um nível baixo o suficiente de carboidratos (menos de 20 gramas por dia) para continuar produzindo cetona e ficar, assim, em um estado cetogênico, não só desliga o mTOR, mas pode ajudar a melhorar sua função cerebral, permitindo que jejue mais facilmente, e a queimar a gordura para melhorar sua saúde e perder peso com mais rapidez.

9. Tente escolher comidas que são anti-inflamatórias e evite aquelas que são pró-inflamatórias (por exemplo, evite alimentos com níveis

altos de ácidos graxos ômega-6 e aumente a ingestão de ácidos graxos ômega-3).

10. A chave para uma boa saúde em longo prazo é passar por ciclos nos quais estará em um estado catabólico por oito meses do ano e em um estado anabólico por outros quatro meses. Seguindo esse padrão (dividindo-o como quiser — oito meses direto ou dois a cada três meses do ano), você poderá imitar de forma bastante precisa os ciclos de dieta de seu ancestral e conseguir uma "limpeza caseira" suficiente para reduzir bastante o risco de desenvolver as doenças da civilização enquanto fornece ao corpo períodos de crescimento renovado de células-tronco e um sistema imunológico mais forte, ao mesmo tempo que reabastece os músculos e a gordura.

VÁ EM FRENTE E ATIVE O INTERRUPTOR

Aqui está uma lista de diretrizes gerais a serem seguidas durante os oito meses de seu estágio de indução da autofagia. Depois, irei sugerir que você escolha o estilo de vida de algum grupo (okinawanos, veganos de Loma Linda ou monges do monte Atos) para imitar e, assim, organizar melhor seus hábitos alimentares de acordo com um tema (baixo consumo de calorias, proteínas ou jejum constante). Uma alternativa a seu estágio de oito meses de catalisação, que analisarei mais adiante, seria seguir uma dieta cetogênica, que pessoalmente considero o jeito mais eficaz de fazer dieta e chegar a seu IMC ideal.

- *Evite os carboidratos refinados:* cereais, batatas fritas, biscoitos doces e salgados, massas, doces, bolos, rosquinhas, guloseimas açucaradas, balas, barras energéticas, sorvete, ketchup, queijos processados, sucos, bebidas esportivas, refrigerantes, frituras e todos os alimentos embalados, especialmente aqueles rotulados como "sem gordura" ou "com pouca gordura". Abandone também todos os açúcares "naturais", como mel, melaço, açúcar mascavo, agave, xarope de bordo e açúcar refinado. Corte também todos os adoçantes artificiais e substitutos do açúcar ou produtos feitos com eles (você pode obter um toque de doçura com estévia e chocolate amargo).

- *Coma mais vegetais*: concentre-se em vegetais e legumes com baixo índice glicêmico (em caso de dúvida, verifique na internet em qualquer um dos muitos bancos de dados; por exemplo, o Harvard Health mantém uma lista atualizada). Observe que os produtos enlatados e congelados são bons desde que não haja adição de açúcar, conservantes ou outros ingredientes.

  ◊ Ilimitado: cogumelos, couve-flor, rúcula, feijão-verde, ervilha, lentilha, grão-de-bico, inhame (não batata ou batata-doce), repolho, alface, endívia, couve-de-bruxelas, couve-de-folhas, acelga, cebola, couve, repolho-chinês, alcachofra, aipo, rabanete, aspargo, alho, alho-poró, erva-doce, cebolinha-branca, cebolinha-verde, gengibre, jicama, salsinha, castanha-d'água.

  ◊ Com menor frequência ou porções pequenas (devido ao alto conteúdo de oxalato[*]): espinafre, brócolis, batata/batata-doce, berinjela.

- *Coma muito menos proteína animal, inclusive ovos e laticínios* (mas excluindo peixes ricos em ômega-3): tente limitar a ingestão semanal de carne a 230 g ou menos e pare de consumir leite, exceto o ocasional "banquete" de leite ou queijo de cabra ou ovelha (não mais que uma vez por semana; mais sobre isso adiante). Compre ovos de granja e consuma com moderação (não mais que dois por semana)
- *Coma muito menos alimentos (pães e massas) contendo grãos integrais, como trigo, cevada, centeio etc., e fique longe da farinha refinada.*

---

[*] Os cristais de oxalato estão presentes na maioria dos alimentos vegetais em graus variados. Os grandes microcristais têm o potencial de causar danos mecânicos, enquanto as formas iônicas, solúveis e nanocristais de oxalato são prontamente absorvidas e causam estragos por todo o corpo. Os oxalatos estão associados à dor e a distúrbios funcionais e crônicos. Para mais informações, ver Norton, Sally K. Norton (2018) "Lost Seasonality and Overconsumption of Plants: Risking Oxalate Toxicity", *Journal of Evolution and Health 2, n. 3 (maio, 2018)*, artigo 4, https://jevohealth.com/journal/vol2/iss3/4/ ou https://sallyknorton.com/downloads/lost-seasonality-risking-oxalate-toxicity/.

Tente limitar os pães e massas a uma vez por semana ou menos. Uma exceção é o tremoço com baixo índice glicêmico, que é rico em proteínas e fibras, e baixo em carboidratos líquidos (ou seja, o total de carboidratos menos fibra). O tremoço é uma leguminosa e um substituto para a farinha. Você pode comprar farinha de tremoço e fazer biscoitos e panquecas em vez de usar farinha comum. Também pode comprar flocos de tremoço e jogá-los em saladas ou empanar o peixe com eles antes de fritar. Se puder cortar completamente outros grãos de sua dieta, melhor ainda.

- *Coma mais nozes de macadâmia* (até 150 g/dia ou cerca de 48 nozes) e tente limitar todas as outras nozes consumidas, como amêndoas, castanha-de-caju, amendoim, pinhão e a maioria das sementes, a uma vez por mês. É difícil passar dos limites com uma dose saudável de nozes, e é melhor que você coma muitas nozes do que alimentos processados. Mas dê preferência à macadâmia.

- *Use óleos ricos em gorduras monoinsaturadas* (por exemplo, abacate, noz de macadâmia e azeite extravirgem), inclusive como molho para saladas.

- *Pule o café da manhã* com a maior frequência possível para ter mais tempo de jejum durante a noite. Comece com um jejum de doze horas durante a noite (ou seja, nenhuma caloria entre as 18h e as 6h) e, pulando o café da manhã, avance até um jejum de dezoito horas pelo menos três dias por semana (ou seja, sem calorias entre 18h e meio-dia).

- *Ative a autofagia através do ciclo de proteínas.* Escolha três dias não consecutivos de baixa proteína (por exemplo, segunda-feira, quarta--feira, sexta-feira) — faça jejum de noite e pela manhã (durante um total de dezoito horas, idealmente) e, em seguida, limite a ingestão de proteínas pelo restante do dia a não mais que 25 g (o equivalente a oito camarões médios, 125 g de salmão, 85 g de peru assado ou peito de frango). Nos quatro dias restantes da semana, você pode realizar uma ingestão normal de proteínas (aproximadamente 0,80 g por peso corporal em quilos, portanto, um indivíduo de 68 kg pode consumir 55 g de proteína).

- *Aprenda a fazer um, depois dois e depois três a cinco dias de jejum* entre uma vez por mês a uma vez por trimestre (dependendo das metas de saúde e peso). Uma estratégia a considerar que muitas pessoas acreditam é entrar em cetose por um mês, seguida de um jejum de cinco dias. Para pessoas que lutam contra peso e doenças metabólicas, pode ser uma solução para melhorar os dois objetivos.
- *Siga as dicas da natureza e torne-se sazonal.* Comece a comer mais carboidratos, frutas e carne no fim do verão/início do outono, durante os meses em que você pode sair e absorver mais luz solar (vitamina D). Permita-se engordar um pouco mais ao entrar no inverno e, em seguida, jejue com mais frequência durante o inverno e/ou comece a cetose nesses meses (mais sobre a cetose adiante).

ESTILOS DE VIDA

Escolha qualquer um dos seguintes estilos de alimentação *sem deixar de respeitar as diretrizes gerais:*

- *Alimente-se como os okinawanos*: reduza a ingestão calórica escolhendo um peso corporal ideal e ingerindo apenas calorias suficientes para manter-se assim (tente consumir o valor de calorias da sua taxa metabólica basal enquanto estiver tentando alcançar seu peso ideal). Muitos sites fazem esse cálculo para você. Se não souber quantas calorias consome em um dia, registre tudo o que come e use uma calculadora on-line para somar essas calorias. Coma muito menos proteína animal por semana e concentre-se em refeições à base de vegetais. Nada de carnes processadas (nem bacon ou salsicha). Sempre que possível, opte por peixes gordurosos, como salmão, linguado, sardinha ou peixe-carvão-do-pacífico, em vez de aves e carne vermelha cheias de ômega-6.
- *Alimente-se como os monges*: restrinja suas calorias e seja vegano de baixa glicemia na metade do tempo (180 dias por ano, que pode ser

a cada duas semanas ou, idealmente, a cada dois meses). Na outra metade, você pode consumir proteína animal (principalmente peixe) e mais carboidratos do que em seus dias de calorias restritas.

- *Alimente-se como os veganos de Loma Linda*: restrinja todas as proteínas animais, mas complemente com vitamina B e proteínas vegetarianas extras, como a proteína texturizada de soja (também conhecida como PTS). A PTS é um substituto para a carne e pode ser encontrada na seção de alimentos a granel de muitas lojas de alimentos naturais e nas seções de cereais de mercados. Tem uma textura semelhante à carne moída quando cozida e pode ser incorporada em sopas, enso-pados e tacos vegetarianos, ensopados e hambúrgueres vegetarianos. Coloco em muitos pratos.
- *Use a cetose*: mude seu corpo para queimar principalmente gorduras. Abandonar carboidratos ajudará a acelerar a autofagia e também fa-cilitará muito os jejuns, já que seu corpo continuará usando gordura (mas a sua, e não as gorduras que você come), impedindo que sinta fome do mesmo modo que com os carboidratos. A combinação de estar em cetose e ativar a autofagia é uma vantagem para todo o seu metabolismo.

Modelo de calendário anual

JAN: Mês da autofagia
FEV: Mês da autofagia (opção: com cetose)
MAR: Mês anabólico (desativado)
ABR: Mês da autofagia
MAI: Mês da autofagia (opção: com cetose)
JUN: Mês anabólico (desativado)
JUL: Mês da autofagia
AGO: Mês da autofagia (opção: com cetose)

SET: Mês anabólico (desativado) com mais flexibilidade para dias de banquete
OUT: Mês da autofagia
NOV: Mês da autofagia (opção: com cetose)
DEZ: Mês anabólico (desativado)

Nota: você escolhe como mapear seu ano. Tenha o objetivo de passar oito meses com autofagia ativada e três meses desativada para reconstruir células e tecidos. Use a dieta cetogênica durante alguns desses meses de autofagia. Use um mês durante o outono para se presentear com alguns dias de banquete na preparação para o inverno.

LISTA DE COMPRAS

Nota: tente comprar orgânicos sempre que possível. Lembre-se de que o objetivo é tornar todas as refeições baseadas principalmente em vegetais. Você não montará mais refeições com proteínas e carboidratos e uma salada para complementar. Pelo contrário, os vegetais se tornam a peça central e você pode ocasionalmente adicionar proteínas animais — até 225 g por semana. As proteínas animais tornam-se essencialmente o complemento de seu prato por duas refeições por semana durante os meses em que você está em autofagia. (No entanto, vou permitir um banquete uma vez por mês. Aí você poderá comer o que quiser. Mesmo durante os meses de autofagia, um dia de folga não mata o programa.)

- Produtos com baixo índice glicêmico (por exemplo, alfaces, cogumelos, couve-flor, pepino, feijão-verde, couve-de-bruxelas,

- acelga, cebola, couve, alho-poró, cebolinha-verde, alcachofra, rabanete, aspargo, abobrinha, abóbora-moranga, abóbora-amarela, alho, gengibre, tomate, abacate, mirtilo, framboesa, amora, couve-galega, inhame, limão).
- Ervas e especiarias (por exemplo, orégano, salsinha, tomilho, hortelã, manjericão, cúrcuma, canela).
- Nozes de macadâmia e manteiga de macadâmia.
- Ovos de granja com DHA.
- Peixe selvagem gorduroso de água fria (por exemplo, salmão, linguado, sardinha, cavala, anchova).
- Atum em conserva (pescado com vara).
- Camarão.
- Sementes de cânhamo.
- Linhaça.
- Sementes de chia.
- Flocos ou farinha de tremoço.
- Azeite extravirgem.
- Óleo de coco ou MCT.
- Óleo de abacate e maionese.
- Mostarda Dijon.
- *Tapenade* (sem adição de açúcar).
- Molho (sem adição de açúcar).
- Iogurte natural gorduroso (sem açúcar) de leite de ovelha.
- Húmus.
- Lentilhas.
- Grão-de-bico.
- Feijão-preto.
- Sal marinho ou sal rosa do Himalaia.
- Vinagre balsâmico.
- Chocolate amargo (pelo menos 70% de cacau).
- Estévia ou fruta-do-monge para adoçar.
- Café, chá.

Como fazer a dieta cetogênica

A estratégia mais importante para fazer a dieta cetogênica é reduzir drasticamente o consumo de carboidratos. Para a maioria das pessoas, isso significa manter os carboidratos líquidos, que são definidos pelos carboidratos digeríveis (carboidratos totais menos fibras) abaixo de 50 g/dia e, idealmente, abaixo de 20 g. Você mesmo pode fazer as contas usando os ingredientes listados em qualquer embalagem de alimento e, para alimentos integrais que comprar sem etiqueta, basta procurá-los na internet. Esses números estão por toda parte agora. Quanto menos carboidratos, melhor. Você substituirá essas calorias do carboidrato por gorduras e proteínas saudáveis, embora as gorduras ocupem a maior parte da dieta (novamente, nada de carnes processadas como bacon ou salsicha — várias dietas cetogênicas permitirão isso, mas não são fontes saudáveis de nutrição). Lembre-se: a proteína pode ser convertida em açúcar no organismo; e muita proteína não é bom para você. Os carboidratos que você consome devem vir de vegetais que nascem acima do solo, como alface, pepino, cogumelo, couve-flor, aspargo e couve (nada de batata, cenoura, inhame, milho ou batata-doce). Evite também legumes ricos em carboidratos, como ervilha, lentilha e feijão. É difícil consumir frutas e permanecer na cetose devido a seu teor de açúcar (apenas uma fruta doce pode fornecer vinte ou mais gramas de carboidratos). Você pode comer frutas vermelhas ocasionalmente, mas não banana, pêssego ou abacaxi.

Eu uso o MyFitnessPal, mas existem muitos recursos na internet e aplicativos de celular para ajudá-lo a contar carboidratos e acompanhar o consumo de proteínas e gorduras no início, para que você possa aprender a se manter dentro dos parâmetros de uma dieta cetogênica saudável. O aplicativo é ótimo para digitalizar códigos de barras e saber exatamente quais são as quantidades de nutrientes e acompanhar suas calorias (você deixará de comprar muita comida processada, mas, se comprar vegetais congelados ou enlatados, por exemplo, esses códigos vão ajudar bastante). O MyFitnessPal também tem um site para que você possa saber o conteúdo de refeições feitas em restaurantes. Enquanto estiver na dieta cetogênica, complemente com vitaminas B e óleo de peixe.

Mais ovelhas, menos vacas

O leite de vaca domina a dieta de muitas pessoas. Os laticínios estão difundidos em nossa cultura — do café da manhã ao jantar e nos lanches entre eles. Usamos no café e consumimos em sorvetes, iogurtes e queijos. Uma alternativa muito melhor é o leite de ovelha. O leite de ovelha é mais aceitável para o sistema digestório humano em comparação com o leite de vaca. É ainda melhor que o leite de cabra. E bônus: o leite de ovelha não tem um cheiro ou sabor tão forte quanto o de cabra. Como parte do protocolo dietético do interruptor, você pode comprar leite e queijo feitos com leite de ovelha. (O leite de ovelha é realmente o ideal para a produção de queijo, porque contém o dobro da quantidade de sólidos em comparação com o leite de vaca ou de cabra.) Para fins de autofagia, tem muito menos leucina do que o leite de vaca, mas ainda é inadequado para consumo durante os oito meses da fase catabólica (ativa a autofagia). Você deve consumir leite de ovelha com moderação ao desativar a autofagia, mas tente deixar o de vaca e de cabra apenas para ocasiões especiais, que devem ocorrer cinco vezes ao ano.

Cozinhando com óleos saudáveis

Gosto de cozinhar com óleos de coco, abacate e canola e azeite extravirgem. Também uso um fio de óleo de canola de qualidade ao cozinhar em alta temperatura. E gosto de usar bastante o azeite por seu conteúdo saudável de gordura ômega. É meu ingrediente principal para cozinhar e temperar alimentos crus ou preparados.

Bebidas

Prefira sempre água purificada, bebendo 35 ml de água para cada quilo de seu peso corporal Se você pesa 68 kg, significa beber pelo menos 2 litros por dia de água. Recomendo café pela manhã se você gostar, mas não adicione açúcar ou leite. Também pode optar pelo chá. Nos dias de banquete, como ocasiões especiais nos feriados e comemorações (cerca de uma vez por mês), você pode tomar uma taça de vinho no jantar. Evite o álcool se estiver na cetose.

LANCHES

Você provavelmente não sentirá fome entre as refeições, mas, se sentir, coma um punhado de macadâmia ou vegetais crus com baixo índice glicêmico, como aipo e rabanetes mergulhados em *tapenade*, molho fresco, húmus ou guacamole. Experimente metade de um abacate com azeite, sal e pimenta. Ou cozinhe uma alcachofra e mergulhe as folhas em maionese de abacate.

COMENDO FORA

Recomendo que você evite comer fora durante as primeiras semanas de mudança de vida alimentar. Há muitas tentações lá fora e você sabe disso. Mais cedo ou mais tarde, precisará descobrir como manter esse estilo de vida onde quer que esteja. É praticamente impossível planejar e preparar todas as refeições e lanches que comemos, e sempre teremos de enfrentar tentações (por exemplo, bufês, lanchonetes, almoços de negócio, festas de aniversário, reuniões familiares). Cheque se seus restaurantes favoritos têm algo no cardápio que possa se adequar a este protocolo. E, depois de entender esse modo de comer, veja se consegue voltar para suas receitas antigas e modificá-las para se adequar às minhas diretrizes. Não é tão difícil fazer com que qualquer menu ou receita funcione para você, desde que tenha conhecimento de suas decisões. Em caso de dúvida, costumo fazer uma salada de rúcula com abacate, regada com óleo e vinagre. Se eu estiver fazendo cetose, posso adicionar alguns frutos do mar (não à milanesa) à salada.

Resumindo

Criei esse esquema para ajudá-lo a ver a essência de todo o processo. Não espero que você o siga até o *fim*, mas faça o melhor que puder. Observe que as nozes de macadâmia são uma fonte de gordura e proteína saudáveis, e é por isso que eu as amo tanto.

Plano de alimentação do interruptor
(em ordem de calorias consumidas)

Gorduras saudáveis: 7 dias por semana		
(65%-75% das calorias, macadâmia, abacate, MCT, oliva ou canola)		
Vegetais de baixa glicemia: 7 dias por semana		
(10%-25% das calorias, couve-de-bruxelas, couve-flor, espinafre, brócolis, couve-de-folhas, abóbora-amarela, cebola)		
Proteínas vegetais (exceto soja): 7 dias por semana		
(não superar os 10% das calorias, proteína de cânhamo, proteína de ervilha, macadâmia)		
Somente vegano: 3-7 dias por semana (alimentos acima)	Gordura de peixe: 0-3 dias por semana (salmão, sardinhas, camarão)	Laticínios e carne: 0-1 dia por semana (preferivelmente, animais alimentados com pasto, de forma moderada)
Doces, grãos, legumes, amido, nozes		
(somente durante o outono — abril e maio — ou em dias de banquete, menos de 25% das calorias)		
Álcool: 1-2 bebidas/dia somente nos dias de banquete		
(preferivelmente vinho tinto, mas qualquer álcool é permitido; nada de frutas ou açúcar se estiver fazendo dieta cetogênica)		
Jejum		
(3 dias consecutivos, trimestralmente)		

Suplementos a considerar

Se você atualmente toma algum medicamento prescrito, é importante consultar seu médico antes de iniciar qualquer programa de suplementos. Fale sobre riscos *versus* benefícios e considere as doenças atuais envolvidas com sua decisão sobre quais suplementos tomar. Não se esqueça de incluir também medicamentos e suplementos vendidos sem receita.

A seguir, está minha lista dos três principais medicamentos e suplementos que você pode querer adicionar ao seu regime. Eles foram escolhidos porque se relacionam diretamente com a autofagia:

- *Aspirina*: este analgésico de longa data tem potentes ações anti-inflamatórias no organismo. O "medicamento maravilha" também induz a autofagia porque o metabolito ativo — salicilato — inibe o mTOR. Por isso, a aspirina é chamada de imitação à restrição calórica. Tomar uma dose baixa de aspirina diariamente (81 mg) é uma decisão que deve ser tomada em conjunto com seu médico de acordo com seu histórico de saúde, sua idade e seus riscos pessoais. A aspirina pode causar sangramento espontâneo ou impedir a coagulação em algumas pessoas. Não é recomendado para todo mundo.

- *Vitamina D*: é um equívoco chamar a vitamina D de "vitamina", porque, na verdade, se trata de um hormônio esteroide solúvel em gordura e temos tecnologia inata para produzi-lo. Naturalmente, o corpo fabrica vitamina D a partir do colesterol na pele após a exposição aos raios UV do sol. Embora a maioria das pessoas o associe estritamente aos níveis de saúde e cálcio dos ossos — daí a adição a alimentos e bebidas fortificadas —, a vitamina D tem efeitos de longo alcance sobre o corpo e estimula a autofagia. A autofagia é, de fato, uma base para os efeitos promotores da saúde da vitamina D — o corpo *requer* vitamina D para cumprir seus deveres de autofagia (talvez seja por isso que existem receptores de vitamina D em todo o corpo). A deficiência de vitamina D está associada ao aumento do risco de uma infinidade de desafios à saúde, desde ossos fracos e moles e, no outro extremo, osteoporose e raquitismo, até diabetes, depressão, demência e doenças cardiovasculares. Muitos de nós são deficientes nesta vitamina porque evitamos o sol ou vivemos em latitudes muito ao norte, onde a exposição adequada ao sol é difícil durante grande parte do ano. O teste dos níveis de vitamina D não é mais recomendado porque o significado dos resultados foi questionado. É seguro supor que você pode aumentar seus níveis e não faz mal suplementar com 2.000 UI diariamente. Você não pode ter uma overdose nesse nível, mesmo que pegue bastante sol sem protetor solar.

- *Óleo de peixe (DHA e EPA)*: estas estrelas do ômega-3 costumam aparecer juntas. Se você é vegano, pode comprar esses ácidos graxos derivados de algas marinhas. (Esse óleo contém muito ômega-3 porque a principal fonte de alimento dos peixes são as algas.)
- *Glucosamina*: este suplemento, comumente usado para ajudar a reparar problemas articulares como osteoartrite, é um forte indutor de autofagia independente da via mTOR (o que significa que funciona separadamente de outras práticas de inibição do mTOR e pode ser combinado durante a fase catabólica para aumentar a ativação da autofagia).

Uma breve lista de outros nutracêuticos indutores de autofagia que você poderá tomar somente durante sua fase catabólica. Siga as dosagens recomendadas nas embalagens.

- *Astragalus membranaceus* (também conhecido como Huang Qi).
- *Ashwagandha*, um extrato líquido de folhas de *Ashwagandha*.
- Cafeína, tomado como café adicional, mas não o suficiente para interferir em seu sono.
- Ácido carnósico e carnosol (polifenóis de alecrim).
- Açafrão ou curcumina.
- Galato de epigalocatequina (EGCG), um componente importante do chá-verde.
- Fisetina, flavonoide de ocorrência natural encontrado em várias frutas e vegetais.
- Raiz de gengibre, fatiada ou moída (não cristalizada).
- Indol-3-carbinol, um extrato de vegetais crucíferos, como brócolis, couve, couve-flor, couve-de-bruxelas, couve-galega e couve-de-folhas.
- Melatonina, hormônio produzido naturalmente pelo organismo, mas disponível sem receita como suplemento.
- Ácido nicotínico (também conhecido como niacina) vitamina B3.

- Pterostilbeno, uma planta estilbenoide relacionada com o resveratrol, porém mais poderosa.
- Picnogenol (ou extrato padronizado de casca de pinheiro-bravo-francês).;
- Quercetina, um flavonol vegetal do grupo flavonoide de polifenóis encontrado em muitas frutas, vegetais, folhas e grãos, cebola-roxa e couve-de-folhas.
- Resveratrol, um estilbenoide, um tipo de fenol natural produzido por várias plantas em resposta a lesões ou quando a planta está sob ataque de agentes patogênicos como bactérias ou fungos.

Produtos farmacêuticos indutores de autofagia:

- Metformina: um medicamento que interfere com a cadeia de transporte de elétrons da mitocôndria para reduzir a quantidade de energia celular (ATP) produzida, que sinaliza à AMPK (ver o capítulo 3 novamente) para travar a divisão celular e a produção de proteínas inibindo o mTOR. Tome isso somente sob a supervisão de um médico, e apenas enquanto estiver na fase catabólica.
- Rapamicina: este é o medicamento derivado dos fungos que discutimos na primeira parte deste livro, que levou à descoberta do mTOR. Prescrito para suprimir o sistema imunológico de certos tipos de transplantes, inibirá muito o mTOR e só deve ser tomado sob a supervisão de um médico e somente durante a fase catabólica.

AUMENTE A AUTOFAGIA COM EXERCÍCIO

Todos sabemos que o exercício faz bem, mesmo que muitos não pratiquem o suficiente. Mas será que é tão benéfico principalmente porque induz à autofagia? O exercício é um estimulador conhecido da autofagia nos tecidos musculares e no cérebro. Em um estudo especialmente esclarecedor de 2012, realizado no Centro Médico do Sudoeste da Universidade do Texas, os pesquisadores projetaram ratos para terem um autofagossomo verde brilhante — as estruturas que se formam em torno dos pedaços de células que o corpo decidiu reciclar.[1] A taxa na qual os ratos estavam demolindo saudavelmente suas próprias células aumentou acentuadamente depois de correrem por trinta minutos em uma esteira. Trinta minutos de corrida induziram autofagia de 40% a 50%. E a taxa continuou aumentando até que eles estivessem correndo por oitenta minutos, momento em que a autofagia foi induzida a 100% (não entre em pânico: você não precisa se exercitar durante oitenta minutos por dia). Esse estudo, publicado na prestigiosa revista *Nature*, foi liderado pela dra. Beth Levine, que já havia se destacado na pesquisa sobre autofagia. Em 1999, ela descobriu o primeiro gene de autofagia nos mamíferos e a ligação entre um defeito nesse gene e o câncer de mama.[2] Ela também ajudou no uso do verme de pesquisa *C. elegans* para mostrar que a autofagia atua na extensão da expectativa de vida.[3]

Até a publicação do artigo dela na *Nature*, a maneira mais conhecida de induzir a autofagia em um modelo de camundongo era estressá-lo com fome por 48 horas. O exercício não é apenas outra forma de estresse no corpo para estimular a autofagia, mas é ainda mais rápido do que a fome. O que é realmente interessante em seu estudo é que ela e seus colegas alimentaram os ratos com uma dieta rica em gordura para criar diabetes associada à obesidade e, em seguida, deram aos ratos oito semanas de treinamento diário na esteira. (Importante: uma dieta rica em gordura para ratos nunca é cetogênica e tem carboidratos suficientes para manter o corpo queimando apenas glicose e armazenando toda a gordura adicional que você ingere.) O resultado? Comparados aos ratos mutantes que não podiam induzir níveis mais altos de autofagia com exercícios, os ratos normais reverteram o diabetes. Os resultados foram tão convincentes que ela decidiu comprar uma esteira.

Os estudos em humanos ainda estão em andamento, e não sabemos o nível ideal de exercício ou tipo para determinar o que desencadeia a autofagia. Mas acho seguro dizer que manter um programa regular de exercícios é essencial para a saúde. E sei que não sou a primeira pessoa a dizer isso. O exercício tem um efeito sinérgico no corpo. Ajuda a preparar o cenário para acelerar a autofagia, ajudando no equilíbrio do açúcar no sangue, diminuindo a inflamação e queimando energia, para que seu corpo seja forçado a transformar gordura em combustível. Ao contrário de tantas outras afirmações existentes nos círculos da saúde, o exercício não é um remédio charlatão.

Procure praticar atividades físicas aeróbicas, se você ainda não estiver fazendo isso por um período mínimo de vinte minutos por dia. Aumente a frequência cardíaca em pelo menos 50% do normal em repouso. Não tenha medo de suar. Force seus pulmões e coração a trabalhar mais. Se ainda tiver um estilo de vida sedentário em geral, simplesmente faça uma caminhada de vinte minutos diariamente e acrescente mais minutos à medida que se sentir confortável com sua rotina. Você também pode dar mais intensidade a seus treinos, aumentando sua velocidade e andando por superfícies inclinadas. Ou carregue um peso de 2 kg em cada mão e levante algumas vezes, estimulando os bíceps enquanto caminha.

Se já mantém um regime de condicionamento físico, veja se consegue aumentar seus exercícios para um mínimo de trinta minutos por dia, pelo menos cinco vezes por semana. Se não tem motivação para fazer exercícios, convide um amigo para se exercitar junto ou tente uma aula em grupo. Você não precisa ir a uma academia tradicional. Hoje em dia, as oportunidades de exercício estão em toda parte e não precisa ser algo caro. Você pode até acompanhar vídeos e se exercitar no conforto de sua própria casa.

A rigor, um treino abrangente deve envolver uma mistura de exercícios cardiovasculares, treinamento de força e alongamento. Mas, se você estiver iniciando do zero, comece com exercícios aeróbicos e adicione treinamento de força e alongamento com o tempo. Depois de fazer um treino regular, pode agendar sua rotina diária em torno de diferentes tipos de exercício. Planeje seu exercício com antecedência, como faria com outros compromissos em sua vida. Se sabe que irá ter uma semana movimentada e será difícil encontrar tempo para se dedicar ao exercício formal, pense em como pode roubar uns minutos para a atividade física ao longo do dia. A pesquisa indica que os benefícios alcançados com três períodos de dez minutos de exercícios são iguais aos obtidos treinando direto por trinta minutos. Pense também em maneiras de combinar movimento físico com outras tarefas — realizar uma reunião caminhando ao ar livre, assistir à televisão enquanto faz alongamento. Se possível, limite os minutos que você passa sentado. Essa é a conclusão mais importante das pesquisas mais recentes sobre exercícios. Doenças causadas por passar muito tempo sentado não são brincadeira.

Sono e redução do estresse

Não falarei muito sobre o sono porque o tópico merece um livro próprio. Mas o sono está finalmente ganhando destaque na medicina, graças à explosão de pesquisas sobre seus efeitos profundos em nosso corpo — física, mental e emocionalmente. Precisamos dormir para sobreviver, ponto-final. E até precisamos dele para incentivar a autofagia. A privação do sono danifica nosso metabolismo e, por sua vez, nossa capacidade de melhorar a autofagia. Estudos mostram que um sono ruim, especialmente o fragmentado, durante o qual não conseguimos um sono reparador, impede que o interruptor da autofagia seja ligado.[4] Na verdade, a autofagia em si pode ocorrer durante o sono. Mas, se não temos a rotina de uma boa noite de sono, nosso ritmo circadiano será alterado. Esse é o senso de tempo de nosso corpo — dia e noite — para regular importantes funções biológicas e hormônios. Aqui está a parte importante: nosso ritmo circadiano não apenas ajuda a controlar o ciclo do sono, mas também está ligado à autofagia. Nosso relógio biológico afeta o ritmo da autofagia. Portanto, obter uma quantidade adequada de sono ajudará na autofagia, garantindo que ela seja ativada nos momentos certos. Em 2016, os cientistas descobriram que em camundongos as interrupções do sono afetavam negativamente a autofagia.

Um terço dos adultos norte-americanos dorme menos do que as sete horas recomendadas de sono por noite. Você pode nem estar ciente da má qualidade do sono.[5] Se achar que, apesar de dormir o suficiente, ainda está cansado durante o dia e, especialmente, se é homem, está acima do peso, tem pressão alta ou sabe que ronca, converse com seu médico sobre seu sono antes de procurar especialistas da área. Seu médico pode descartar doenças que afetam seu sono. A apneia do sono, por exemplo, é uma doença comum, mas tratável, caracterizada por pausas noturnas na respiração que interrompem seu ciclo de sono.

Para garantir que esteja fazendo tudo que puder para maximizar o sono reparador e de alta qualidade, veja algumas dicas:

- *Atenha-se ao relógio*. Especialistas em medicina do sono gostam de chamar de "higiene do sono" as maneiras de garantir um sono reparador noite após noite. Uma das maiores regras a seguir é ir para a cama e acordar na mesma hora sete dias por semana, 365 dias por ano. Mantenha uma rotina de sono consistente.

- *Envie sinais da hora de dormir.* Comece a relaxar, pelo menos, uma hora antes com alguma atividade tranquila. Evite eletrônicos e telas que emitam luz azul estimulante (ou use óculos que ajudem a bloquear essa luz). Tome um banho quente, tome um chá de ervas, leia um livro.
- *Transforme o quarto em um santuário limpo.* Tente manter seu quarto um local calmo e pacífico, livre de aparelhos estimulantes (por exemplo, TVs, computadores, telefones etc.) e organizado. Invista em uma cama confortável e lençóis macios. Mantenha pouca iluminação.

O estresse em geral pode ser incrivelmente tóxico para o corpo. Além de desfrutar de um sono reparador, o que ajudará a reduzir o estresse geral e a lidar melhor com as dificuldades da vida, encontre maneiras de controlar o estresse. Pode ser através de uma série de coisas, desde o planejamento de um tempo com os amigos até uma yoga ou o início de um diário de gratidão. Existem inúmeras atividades para reduzir o estresse — você apenas precisa descobrir o que funciona e fazer mais disso.

Todos os dias você toma milhares de decisões, muitas delas subconscientes e alinhadas com hábitos bem enraizados. Seja paciente consigo mesmo durante sua transição para este novo modo de vida. O objetivo deste livro foi inspirá-lo a tomar decisões melhores que, em última análise, permitirão uma vida longa e vibrante. Vejo o quanto ser saudável significa para as pessoas todos os dias em meu trabalho e nas colaborações com colegas do mundo todo. Também vejo o que doenças súbitas e doenças crônicas podem fazer. Se você não tem saúde, nada mais importa. Mas, quando você tem saúde e se sente bem consigo mesmo e com seu futuro, tudo é possível.

CONCLUSÃO

UM AMOR SAUDÁVEL PELA VIDA

Dicas de supercentenários:
Se você mantiver sua mente e seu corpo ocupados,
ficará aqui por muito tempo.
Caminhadas matinais e chocolate.
Ovos crus e nenhum marido.
Ler e recitar Shakespeare.
Completar as palavras cruzadas do London Times todas as tardes.
Calistenia e charutos diários.
Um quilo de chocolate por semana.
Beber uma dose de uísque todos os dias.
Amigos, beber muita água de qualidade, ser positivo e cantar muito.

OS TRECHOS ACIMA VIERAM DAS PESSOAS que conheci enquanto viajava pelo mundo conhecendo supercentenários. Claramente, muitos deles violaram as regras do que pensamos contribuir para uma vida longa e boa. Mas havia algo em comum em todos os conselhos, algo a que todos deveríamos prestar atenção: essas pessoas viveram a vida ao máximo e não fizeram nada muito extremo. Definitivamente tinham algumas vantagens genéticas (e já registramos algumas), mas ainda assim elas nos dão novas pistas de como envelhecer bem, não importa quanto tempo tenhamos neste planeta. Você pode ter genes

Cadillac, mas, se não se cuidar e trocar o óleo, não durará tanto (ou não parecerá nem se sentirá tão bem) quanto a pessoa com o Chevy bem conservado.

Não tenho aversão à morte. Gosto de dizer que tenho um saudável amor pela vida. E tenho uma genuína e profunda convicção de que vidas mais longas tornariam a humanidade mais humana, algo que o mundo precisa agora mais do que nunca. Na minha organização de pesquisa sem fins lucrativos Betterhumans, esforçamo-nos para descobrir os segredos para permanecer o mais saudável possível pelo tempo que quisermos — mesmo que indefinidamente. O dr. Thomas Perls é um geriatra da Universidade de Boston que também estuda supercentenários; ele é o fundador e diretor do "New England Centenarian Study" [Estudo de centenários da Nova Inglaterra]. E acho que descreveu a realidade perfeitamente em um artigo de 1999 para a revista *The Lancet*: "Não é 'quanto mais velho, mais doente você fica', mas 'quanto mais velho, mais saudável você fica'". Essa é a atitude que precisamos ter.

O corpo humano é um produto incrível da seleção e evolução naturais. Mas a evolução opera muito lentamente para o indivíduo do século XXI. Meu objetivo é ampliar as capacidades humanas além do que a natureza forneceu até agora. Não seria maravilhoso se pudéssemos acabar com as doenças, melhorar a cognição e o bem-estar humanos e nos permitir atualizar os recursos biológicos importantes para nós?

Desde o momento em que você começou a ler este livro, milhares de estudos foram publicados, revelando novas ideias sobre saúde e, também, sobre as doenças. Novas teorias sobre o envelhecimento foram apresentadas, algumas das quais podem mudar tudo o que pensávamos que sabíamos sobre uma determinada área da medicina. Embora seja verdade que o dogma pode ser difícil de derrubar, o empolgante para a ciência é que ela constantemente se esforça para encontrar a verdade; e, quando um novo fato ou descoberta nos obriga a olhar e ouvir, nós o fazemos. Não tenho dúvidas de que, no futuro, teremos muito mais do que ferramentas básicas de estilo de vida para prevenir doenças e prolongar a vida. Atualmente, em rápido desenvolvimento, por exemplo, há estudos sobre oportunidades terapêuticas usando vários medicamentos antienvelhecimento e tecnologia de células-tronco. Vinte anos atrás, nada sabíamos sobre o microbioma humano — os micróbios que vivem dentro e sobre nós e contribuem para nossa saúde. Daqui a vinte anos, provavelmente teremos outra nova área da medicina que ainda não existe. São tempos emocionantes. A velocidade de nossos avanços é diferente de tudo que a espécie humana já experimentou.

A ciência da autofagia pode estar apenas começando nos círculos de pesquisa, mas o processo já existe há bilhões de anos — antes mesmo do surgimento dos humanos —, e sua validade científica já foi demonstrada nas populações de pessoas e outros animais que cobri no livro. Pesquisas futuras esclarecerão ainda mais esse importante tópico que se aplica a todas as áreas da medicina. A autofagia não discrimina. Cada um de nós carrega esse processo vital em nossos corpos, não importa quem somos ou com que genes nascemos. Está dentro de você neste instante, pronto para ser ativado. Mas a autofagia pode significar a diferença entre um corpo que deseja ser ativado e outro que deixa o interruptor desligado. As estratégias que você aprendeu neste livro estão disponíveis para você — só é preciso estar disposto a implementá-las em sua vida. Peço que faça isso. E, por favor, acompanhe meu trabalho na Betterhumans.org. No link do meu estudo sobre supercentenários, você poderá ver algumas das pessoas incríveis que tive o prazer de conhecer (e de coletar sangue) em busca de seus segredos para a fonte da juventude. O maior legado deles podem ser as descobertas que fizermos e que beneficiarão toda a humanidade.

O melhor segredo de todos? Talvez seja uma cortesia do falecido Clarence Matthews, que conheci logo após seu aniversário de 110 anos, e sempre resistirá ao teste do tempo: *Continue respirando.*

Agradecimentos

Este livro teve uma história longa e célebre, com muitas pessoas brilhantes e entusiasmadas participando de sua criação. Primeiramente, gostaria de agradecer a Paul Carpenter por seu encorajamento e seu apoio, o que incluiu ter emprestado seu chalé no lago por doze meses para que eu pudesse pesquisar e escrever este livro. E à minha amiga e colega Parijata Mackey, que me incentivou a descartar dogmas e questionar tudo na biologia celular e na medicina.

Qualquer um que tenha escrito um livro sabe que é preciso a ajuda de muita gente para passar da fase de falar sobre ele até terminá-lo e colocá-lo nas mãos dos leitores que podem se beneficiar da mensagem. Provavelmente cruzei o caminho de Kristin Loberg diversas vezes sem saber há mais de duas décadas, quando tinha um popular bar em Ithaca, Nova York, e ela era estudante de medicina na Universidade de Cornell. Mas iria demorar algum tempo para que conversássemos sobre este livro — anos depois que os dois tivessem abandonado essas atividades e deixado Ithaca —, planejássemos, escrevêssemos uma proposta sólida e terminássemos com um manuscrito. Agradeço por ser minha colaboradora e por me apresentar a Bonnie Solow, minha excepcional agente literária, cujas paciência, graça, inteligência e sabedoria editorial me ajudaram a completar esse processo. Este livro não teria sido o mesmo sem sua genialidade e sua criatividade editorial, assim como sua liderança por todo o caminho.

A meu editor, Jeremie Ruby-Strauss, e sua sempre atenta assistente, Brita Lundberg: desde o primeiro dia em que conversamos sobre o livro e você demonstrou seu entusiasmo, sabia que seria a pessoa certa para publicar esta importante mensagem. Foi um prazer absoluto trabalhar com você. E agradeço ao restante da equipe editorial da Simon & Schuster: Carolyn Reidy, Jon Karp, Jen Bergstrom, Aimée Bell, Jen Long, Eliza Hanson, Sally Marvin, Abby Zidle, Anne Jaconette, Anabel Jimenez, Lisa Litwack, John Vairo, Davina Mock, Caroline Pallotta, Allison Green, Christine Masters e Kaitlyn Snowden. Obrigado também a Celeste Phillips, que me avisou em que partes eu deveria moderar minha linguagem.

Por fim, um agradecimento especial aos meus mentores e amigos George Church e David Sinclair — dois gigantes do Departamento de Genética da Harvard Medical School —, que me convenceram a escrever esta obra para compartilhar o que aprendi com outras pessoas. Agora vamos espalhar para amigos, familiares e profissionais de saúde a notícia de que envelhecer com saúde e chegar aos cem anos pode ser uma escolha!

214 *James W. Clement com Kristin Loberg*

NOTAS FINAIS

A SEGUIR, É APRESENTADA UMA LISTA parcial de artigos científicos e outras referências que podem ser úteis se quiser aprender mais sobre algumas das ideias e dos conceitos expressos neste livro. Estudos particulares que mencionei no livro. Por mim, citaria todos os artigos que li sobre autofagia e extensão de vida, mas isso seria impossível, porque seriam milhares de entradas. Mas pelo menos essas notas também podem abrir portas para pesquisas e investigações.

Introdução

1 GBD 2017 Diet Collaborators, "Health Effects of Dietary Risks in 195 Countries, 1990-2017: A Systematic Analysis for the Global Burden of Disease Study 2017", *The Lancet* 393, nº 10184 (3 de abril, 2019), p. 1.958-72.
2 Joana Araújo, Jianwen Cai e June Stevens, "Prevalence of Optimal Metabolic Health in American adults: National Health and Nutrition Examination Survey 2009-2016", *Metabolic Syndrome and Related Disorders* 17, nº 1 (fevereiro, 2019), p. 46-52.
3 J. Graham Ruby et al., "Estimates of the Heritability of Human Longevity Are Substantially Inflated due to Assortative Mating", *Genetics* 210, nº 1 (novembro, 2018), p. 1.109-24.

Capítulo 1

1 Stephen R. Spindler et al., "Genomic Profiling of Short- and Long-term Caloric Restriction Effects in the Liver of Aging Mice", *Proceedings of the National Academy of Sciences of the United States of America* 98, nº 19 (2001). Você pode acessar todas as pesquisas de Spindler no site do laboratório dele em https://biochemistry.ucr.edu/faculty/spindler/spindler_research_group.html.
2 Para uma visão geral da história da descoberta da rapamicina, ver: V. Koneti Rao, "Serendipity in Splendid Isolation: Rapamycin", *Blood* 127 (7 de janeiro, 2016), p. 5-6.
3 David M. Sabatini et al., RAFT1: A Mammalian Protein that Binds to FKBO12 in a Rapamycin-Dependent Fashion and is Homologous to Yeast TORs", *Cell* 78, nº 1 (15 de julho, 1994), p. 35-43.
4 Anne N. Conner, "Could Rapamycin Help Humans Live Longer?", *The Scientist Magazine*, (1 de março, 2018).
5 Michael N. Hall et al., "TOR Controls Translation Initiation and Early GI progression in yeast", *Molecular Biology of the Cell* 7, nº 1 (janeiro, 2017), p. 25-42.
6 Para uma revisão, ver: Charlotte Harrison, "Secrets of a long life", *Nature Review Drug Discovery* 8 (setembro, 2009), p. 698-99.
7 David E. Harrison et al., "Rapamycin Fed Late in Life Extends Lifespan in Genetically Heterogeneous Mice", *Nature* 460, nº 7.254 (16 de julho, 2009), p. 392-95.
8 Lan Ye et al., "Rapamycin Doses Sufficient to Extend Lifespan Do Not Compromise Muscle Mitochondrial Content or Endurance", *Aging* 5, nº 7 (julho, 2013), p. 539-550.
9 John E. Wilkinson et al., "Rapamycin Slows Aging in Mice", *Aging Cell* 11, nº 4 (agosto, 2012), p. 675-82.
10 Chong Chen et al., "mTOR Regulation and Therapeutic Rejuvenation of Aging Hematopoietic Stem Cells", *Science Signaling* 2, nº 98 (24 de novembro, 2009), p. ra75.

11 Richard A. Miller et al., "Rapamycin-Mediated Lifespan Increase in Mice Is Dose and Sex Dependent and Metabolically Distinct from Dietary Restriction", *Aging Cell* 13, n° 3 (junho, 2014), p. 468-77.
12 Para uma revisão de alguns desses estudos sobre cães, ver: Neil Savage, "New Tricks from Old Dogs Join the Fight Against Ageing", *Nature* 552 (13 de dezembro, 2017), p. S57-S59.
13 Saiba mais sobre o projeto em www.dogagingproject.org.
14 Mikhail Blagosklonny, "Aging and immortality: Quasi-programmed Senescence and its Pharmacologic Inhibition", *Cell Cycle* 5, n° 18 (5 de setembro, 2006), p. 2.087-102.

Capítulo 2

1 Vivien Marx, "Autophagy: Eat Thyself, Sustain Thyself", *Nature Methods* 12, n° 12 (dezembro, 2015), p. 1.121-25.
2 Para uma revisão completa sobre autofagia, ver Susana Castro-Obregon, "The discovery of lysosomes and autophagy", Nature Education 3, n° 9 (2010), p. 49.
3 Beth Levine et al., "Induction of Autophagy and Inhibition of Tumorigenesis by Beclin 1", *Nature* 402, n° 6.762 (9 de dezembro, 1999), p. 672-76.
4 Eileen White et al., "Role of autophagy in cancer", *Nat Rev Cancer* 7, n° 12 (dezembro, 2007), p. 961-67.

Capítulo 3

1 J. Graham Ruby et al., "Estimates of the Heritability of Human Longevity Are Substantially Inflated due to Assortative Mating", *Genetics* 210, n° 1 (novembro, 2018), p. 1.109-24.
2 Z. Laron, A. Pertzelan e S. Mannheimer, "Genetic Pituitary Dwarfism with High Serum Concentration of Growth Hormone — A New Inborn Error of Metabolism?" *Isr J Med Sci* 2, n° 2 (março-abril, 1966), p. 152-55. Ver também: Z. Laron "Lessons from 50 years of study of Laron syndrome", *Endocrine Practice* 21, n° 12 (dezembro, 2015), p. 1395-402.
3 F. T. Gonçalves et al., "The E180splice mutation in the *GHR* gene causing Laron syndrome: witness of a Sephardic Jewish exodus from the Iberian Peninsula to the new world?", *Am J Med Genet A* 164A, n° 5 (maio, 2014), p. 1.204-8.
4 J. Guevara-Aguirre et al., "Growth Hormone Receptor Deficiency Is Associated with a Major Reduction in Pro-aging Signaling, Cancer, and Diabetes in Humans", *SciTransl Med* 16, n° 3 (16 de fevereiro, 2011), p. 70ra13.
5 O. Shevah et al., "Patients with congenital deficiency of IGF-1 Seem Protected from the Development of Malignancies: A Preliminary Report", *Growth Hormone IGF Research* 17, n° 1 (fevereiro, 2007), p. 54-7.
6 David E. Harrison et al., "Lifespan Extension and Delayed Immune and Collagen Aging in Mutant Mice with Defects in Growth Hormone Production", *Proceedings of the National Academy of Sciences of the USA* 98, n° 12 (5 de junho, 2001), p. 6.736-41.
7 A. Bartke et al., "Studies of Aging in Ames Dwarf Mice: Effects of Caloric Restriction", *Journal of the American Aging Association* 23 n° 1 (Janeiro, 2000), p. 9-16. Ver também: A. Bartke e R. Westbrook, "Metabolic Characteristic of Long-lived Mice", *Frontiers in Genet* 3 (2012), p. 288.
8 Adam Gesing et al., "A Long-lived Mouse Lacking Both Growth Hormone and Growth Hormone Receptor: A New Animal Model for Aging Studies", *The Journal of Gerontology: Series A* 72, n° 8 (agosto, 2017), p.054-61.
9 Gráinne S. Gorman et al., "Mitochondrial diseases", *Nature Reviews Disease Primers* 2, artigo n° 16.081 (20 de outubro, 2016).

10 Alessandro Bitto et. al., "Long-term IGF-1 Exposure Decreases Autophagy and Cell Viability", *PLoS One* 5, nº 9 (setembro, 2010), p. e12592.

CAPÍTULO 4

1 D.C. Willcox et al., "The Okinawan Diet: Health Implications of a Low-Calorie, Nutrient-dense, Antioxidant-rich Dietary Pattern Low in Glycemic Load", *Journal of the American College of Clinical Nutrition* 28 (agosto, 2009), p. 500S-516S.
2 Para mais informações sobre o "Okinawa Centenarian Study", consulte o Centro de Pesquisa em Ciências da Longevidade de Okinawa: www.orcls.org.
3 C.M. McCay et. al., "The Effect of Retarded Growth upon the Length of Life Span and Upon the Ultimate Body Size: One Figure", *The Journal of Nutrition* 10, nº 1 (julho, 1935), p. 63-79.
4 R. Weindruch et al., "The Retardation of Aging in Mice by Dietary Restriction: Longevity, Cancer, Immunity, and Lifetime Energy Intake", *The Journal of Nutrition* 116, nº 4 (abril, 1986), p. 641-54.
5 Julie A. Mattison et al., "Caloric Restriction Improves Health and Survival of Rhesus Monkeys", *Nature Communications* 8, artigo nº 14.063 (janeiro, 2017). Ver também Richard Conniff, "The Hunger Gains: Extreme Calorie-Restriction Diet Shows Anti-Aging Results", *Scientific American*, 16 de fevereiro, 2017, https://www.scientificamerican.com/article/the-hunger-gains-extreme-calorie-restriction-diet-shows-anti-aging-results/.
6 Valter D. Longo et al., "Fasting-mimicking Diet and Markers/risk Factors for Aging, Diabetes, Cancer, and Cardiovascular Disease", *Science Translational Medicine* 9, nº 377 (fevereiro, 2017), p. 9.
7 Ver Calerie: https://calerie.duke.edu.
8 E. Leclerc et al., "The Effect of Caloric Restriction on Working Memory in Healthy Non-obese Adults", *CNS Spectr* 10 (abril, 2017), p. 1-7.
9 E. Ravussin et al., "Design and Conduct of the Calerie Study: Comprehensive Assessment of the Long-term Effects of Reducing Intake of Energy", *The Journals of Gerontology, Series A* 66 (janeiro, 2011), p. 97-108. Ver também: Robert Roy Britt, "Live Longer: The One Anti-aging Trick that Works", Live Science (8 de julho, 2008), https://www.livescience.com /2666-live-longer-anti-aging-trick-works.html.
10 Edward P. Weiss et al., "Caloric Restriction but Not Exercise-Induced Reductions in Fat Mass Decrease Plasma Triiodothyronine Concentrations: A Randomized Controlled Trial", *Rejuvenation Research* 11, nº 3 (junho, 2011), p. 605-609.
11 E. P. Weiss et al., "Calorie Restriction and Matched Weight Loss From Exercise: Independent and Additive Effects on Glucoregulation and the Incretin System in Overweight Women and Men", *Diabetes Care* 38, nº 7 (julho, 2015), p. 1.253-62.
12 A. M. Andrade et al., "Eating Slowly Led to Decreases in Energy Intake within Meals in Healthy Women", *Journal of the American Dietetic Association* 108, nº7 (julho, 2008), p. 1.186-91.
13 Kaito Iwayama et al., "Exercise increases 24-h fat Oxidation Only When It Is Performed Before Breakfast", *EBioMedicine* 2, nº 12 (dezembro, 2012), p. 2.003-09.
14 James D. LeCheminant et al., "Restricting Night-time Eating Reduces Daily Energy Intake in Healthy Young Men: A Short-term Cross-over Study", *British Journal of Nutrition* 110, nº 11 (14 de dezembro, 2013), p. 2.108-13.
15 Eric Robinson et al., "Eating Attentively: A Systematic Review and Meta-analysis of the Effect of Food Intake Memory and Awareness on Eating", *The American Journal of Clinical Nutrition* 97, nº 4 (abril, 2013), p. 728-42.
16 Katerina O. Sarri et al., "Effects of Greek Orthodox Christian Church Fasting on Serum Lipids and Obesity", *BMC Public Health* 3 (maio, 2003), p. 16.

17 Valter D. Longo e Mark P. Mattson, "Fasting: Molecular Mechanisms and Clinical Applications", *Cell Metabolism* 19, n° 2 (4 de fevereiro, 2014), p. 181-92.
18 Veja o episódio 7 do STEM-Talk de Mark Mattson: "Mark Mattson Talks about Benefits of Intermittent Fasting", produzido pelo Florida Institute for Human & Machine Cognition (12 de abril, 2016), https://www.ihmc.us/stemtalk/episode007/.
19 Para a biblioteca de trabalho do dr. Mattson, consulte seu site acadêmico em: http://neuroscience.jhu.edu/research/faculty/57.
20 Stephen D. Anton et al., "Flipping the Metabolic Switch: Understanding and Applying Health Benefits of Fasting", *Obesity* 26, n° 2 (fevereiro, 2016), p. 254-68.
21 Kelsey Gabel et al., "Effects of 8-hour Time Restricted Feeding on Body Weight and Metabolic Disease Risk Factors in Obese Adults: A Pilot Study", *Nutrition and Healthy Aging*, 4, n° 4 (junho, 2018), p. 345-53.
22 Humaira Jamshed et al., "Early Time-Restricted Feeding Improves 24-Hour Glucose Levels and Affects Markers of the Circadian Clock, Aging, and Autophagy in Humans", *Nutrients* 11, n° 6 (junho, 2019), p. 1.234.
23 Para uma revisão geral, ver: Ioannis Delimaris, "Adverse Effects Associated with Protein Intake Above the Recommended Dietary Allowance for Adults", *ISRN Nutrition* (julho, 2013), artigo ID 126929.
24 Zeneng Wang et al., "Impact of Chronic Dietary Red Meat, White Meat, or Non-Meat Protein on Trimethylamine N-oxide Metabolism and Renal Excretion in Healthy Men and Women", *European Heart Journal* 40, n° 7 (fevereiro, 2019), p. 583-94.
25 Morgan E. Levine et al., "Low Protein Intake is Associated with a Major Reduction in IGF-1, Cancer, and Overall Mortality in the 65 and Younger but Not Older Population", *Cell Metabolism* 19, n° 3 (2014), p. 407-17.
26 Renata Micha et al., "Association Between Dietary Factors and Mortality From Heart Disease, Stroke, and Type 2 Diabetes in the United States", *The Journal of the American Medical Association* 317, n° 9 (março 2017), p. 912-24.
27 Frank B. Hu et al., "Association of Changes in Red Meat Consumption with Total and Cause Specific Mortality Among US Women and Men: Two Prospective Cohort Studies", *The British Medical Journal* 365 (junho, 2019), p. I2110. Ver também: F. B. Hu et al., "Red Meat Consumption and Mortality: Results from 2 Prospective Cohort Studies", *Archieves of Internal Medicine* 172, n° 7 (9 de abril, 2012), p. 555-63.
28 Heli E. K. Virtanen et al., "Intake of Different Dietary Proteins and Risk of Type 2 Diabetes in Men: The Kuopio Ischaemic Heart Disease Risk Factor Study", *British Journal of Nutrition*, n° 6 (março, 2017), p. 882-93.
29 A. Wolk et al., "Insulin-like growth factor 1 and Prostate Cancer Risk: A Population--based, Case-control Study", *Journal of the National Cancer Institute* 90, n° 12 (17 de junho, 1998), p. 911-5.
30 Simon Brooke-Taylor et al., "Systematic Review of the Gastrointestinal Effects of A1 compared with A2 β-casein", *Advances in Nutrition* 8, n° 5 (15 de setembro, 2017), p. 739-48.
31 Asuhiro Saito et al., "LLGL2 Rescues Nutrient Stress by Promoting Leucine Uptake in ER+ Breast Cancer", *Nature* 569, n° 7.775 (maio, 2019), p. 275-79.

Capítulo 5

1 Emory University Health Sciences Center. "Ketogenic Diet Prevents Seizures By Enhancing Brain Energy Production, Increasing Neuron Stability", ScienceDaily, (15 de novembro, 2005), www.sciencedaily.com/releases/2005/11/051114220938.htm (acesso em 26 de junho de 2019).

2 Sara N. Burke et al., "A Ketogenic Diet Improves Cognition and Has Biochemical Effects in Prefrontal Cortex That Are Dissociable From Hippocampus", *Frontiers in Aging Neuroscience* 10 (3 de dezembro, 2018), p. 391.
3 S. D. Phinney et al., "The Human Metabolic Response to Chronic Ketosis without Caloric Restriction: Preservation of Submaximal Exercise Capability with Reduced Carbohydrate Oxidation", *Metabolism* 32, nº 8 (agosto, 1983), p. 769-76.
4 Brent C. Creighton et al., "Paradox of Hypercholesterolaemia in Highly Trained, Keto-adapted Athletes", *BMJ Open Sport & Exercise Medicine* 4, nº 1 (outubro, 2018).
5 Eric C. Westman et al., "Implementing a Low-carbohydrate, Ketogenic Diet to Manage Type 2 Diabetes Mellitus", *Expert Review of Endocrinology & Metabolism* 13, nº 5 (setembro, 2018), p. 263-72. Ver também L. R. Saslow et. al., "A Randomized Pilot Trial of a Moderate Carbohydrate Diet Compared to a Very Low Carbohydrate Diet in Overweight or Obese Individuals with Type 2 Diabetes Mellitus or Prediabetes", *PLoS One* 9, nº 4 (abril, 2014), p. e91027.
6 Gary Taubes, *Por que engordamos e o que fazer para evitar* (Porto Alegre: L&PM, 2014).
7 Mahshid Dehghan et al., "Associations of Fats and Carbohydrate Intake with Cardiovascular Disease and Mortality in 18 Countries from Five Continents (Pure): A Prospective Cohort Study", *The Lancet* 390, nº 10107 (4 de novembro, 2017), p. 050-62.
8 Sarah J. Hallberg et al., "Effectiveness and Safety of a Novel Care Model for the Management of Type 2 Diabetes at 1 Year: An Open-Label, Non-Randomized, Controlled Study", *Diabetes Ther* 9, nº 2 (abril, 2018), p. 583-612.
9 Esta citação é atribuída a Eric Verdin, presidente e ceo do Instituto Buck de Pesquisa sobre o Envelhecimento e autor principal de um artigo de destaque sobre a dieta cetogênica: John C. Newman et al., "Ketogenic Diet Reduces Midlife Mortality and Improves Memory in Aging Mice", *Cell Metabolism* 26, nº 3 (5 de setembro, 2017), p. 547-57.
10 Matthew K. Taylor et al., "Feasibility and Efficacy Data from a Ketogenic Diet Intervention in Alzheimer's Disease", *Alzheimers Dement* 4 (6 de dezembro, 2018), p. 28-36.
11 Michele G. Sullivan, "Fueling the Alzheimer's brain with fat", *Clinical Neurology News* (23 de agosto, 2017), https://www.mdedge.com /clinicalneurologynews /article /145220/ alzheimers-cognition/fueling-alzheimers-brain-fat.
12 CintaValls-Pedret et al., "Mediterranean Diet and Age-Related Cognitive Decline: A Randomizes Clinical Trial", *JAMA Internal Medicine* 175, nº 7 (julho, 2015), p. 1.094-1.103.
13 John C. Newman et al., "Ketogenic Diet Reduces Midlife Mortality and Improves Memory in Aging Mice", *Cell Metabolism* 26, nº 3 (5 de setembro, 2017), p. 547-57. Ver também: Megan N. Roberts et al., "A Ketogenic Diet Extends Longevity and Healthspan in Adult Mice", *Cell Metabolism* 26, nº 3, (5 de setembro, 2017), p. 539-46.
14 Roberts et al., "A Ketogenic Diet Extends Longevity and Healthspan in Adult Mice".
15 John C. Newman e Eric Verdin, "β-Hydroxybutyrate: A Signaling Metabolite", *Annual Review of Nutrition* 37 (agosto, 2017): 51-76.

Capítulo 6

1 James V. Neel et. al., "Type II Diabetes, Essential Hypertension, and Obesity as 'Syndromes of Impaired Genetic Homeostasis': The 'Thrifty Genotype' Hypothesis Enters the 21st Century", *Perspectives in Biology and Medicine* 42, nº 1 (outono, 1998), p. 44-74.
2 Essa cronologia é adaptada do artigo "Timeline: human evolution", de John Pickrell para a NewScientist, de setembro de 2006, https://www.newscientist.com/article/ dn9989-timeline-human-evolution/.
3 Vincent Balter et al., "Evidence for Dietary Change but Not Landscape Use in South African Early Hominins", *Nature* 489, nº 7.417 (27 de setembro, 2012), p. 558-60.

4   Laure Schnabel et al., "Association Between Ultraprocessed Food Consumption and Risk of Mortality Among Middle-aged Adults in France", *JAMA Internal Medicine* 179, nº 4 (11 de fevereiro, 2019), p. 490-98.
5   GBD 2017 Diet Collaborators, "Health Effects of Dietary Risks in 195 Countries, 1990-2017: A Systematic Analysis for the Global Burden of Disease Study 2017", *The Lancet* 393, nº 10.184 (11 de maio, 2019), p. 1.958-72.
6   Joachim Burger et al., "Ancient DNA from the first European Farmers in 7500-year-old Neolithic Sites", *Science* 310, nº 5.750 (11 de novembro, 2005), p. 1.016-18.
7   Michael Gurven e Hillard Kaplan, "Longevity Among Hunter-Gatherers: A Cross-Cultural Examination", *Population and Development Review* 33, nº 2 (junho, 2007), p. 321-65.
8   Michael P. Richards e Erik Trinkaus, "Isotopic evidence for the diets of European Neanderthals and Early Modern Humans", *Proceedings of the National Academy of Sciences of the United States of America* 106, nº 38 (22 de setembro, 2009), p. 16.034-39.
9   S. Boyd Eaton e Melvin Konner, "Paleolithic Nutrition – A Consideration of Its Nature and Current Implications", *The New England Journal of Medicine* 213, nº 5 (31 de janeiro, 1985), p. 283-89.
10 Ver "The Sugar Timeline", Hippocrates Health Institute, 9 de setembro de 2016, hippocratesinst.org. Ver também: Thomas L. Cleave, *The Saccharine Disease: Conditions Caused by the Taking of Refined Carbohydrates, Such as Sugar and White Flour* (Bristol: John Wright & Sons, 1974).
11 Veja todo o trabalho de Loren Cordain em www.thepaleodiet.com. Ver também: Loren Cordain et al., "Origins and Evolution of the Western Diet: Health Implications for the 21st Century", *The American Journal of Clinical Nutrition* 81, nº 2 (fevereiro, 2005), p. 341-54.
12 Da Li et al., "Chronic Niacin Overload May Be Involved in the Increased Prevalence of Obesity in US Children", *World Journal of Gastroenterology* 16, nº 19 (21 de maio, 2010), p. 2.378-87. Ver também: Shi-Sheng. Zhou et al., "Nicotinamide Overload May Play a Role in the Development of Type 2 Diabetes", *World Journal of Gastroenterology* 15, nº 45 (7 de dezembro, 2009), p. 5.674-84.
13 Ibidem.
14 Jared Diamond, "The Worst Mistake in the History of the Human Race", *Discover Magazine* (1º de maio,1987), p. 64-66.
15 Ibidem.
16 Yuval Noah Harari, *Sapiens: uma breve história da humanidade* (Porto Alegre: L&PM, 2015).
17 Yujin Lee et al., "Cost-effectiveness of Financial Incentives for Improving Diet and Health Through Medicare and Medicaid: A Microsimulation Study", *PLoS Med* 16, nº 3 (19 de março, 2019), p. e1002761.
18 Gary Taubes, "Is sugar toxic?" *The New York Times* (13 de abril, 2011).
19 Id., *Açúcar: Culpado ou inocente?* (Porto Alegre: L&PM, 2018).
20 Robert Lustig, *Fat Chance: Beating the Odds Against Sugar, Processed Food, Obesity, and Disease* (Nova York: Hudson Street Press, 2012).
21 US Department of Agriculture Economic Research Service. Disponibilidade e consumo de alimentos, https://www.ers.usda.gov/data-products/ag-and-food-statistics-charting--the-essentials/food-availability-and-consumption/ (acesso em 26 de junho de 2019).
22 Michael I. Goran et al., "Sugar Content of Popular Sweetened Beverages Based on Objective Laboratory Analysis: Focus on Fructose Content", *Obesity* 19, nº 4 (2011), p. 868-74.
23 Para uma ótima revisão de produtos químicos que podem causar obesidade, ver Bruce Blumberg, *The Obesogen Effect: Why We Eat Less and Exercise More but Still Struggle to Lose Weight* (Nova York: Grand Central, 2018).

Capítulo 7

1 Penny M. Kris-Etherton et al., "High-monounsaturated Fatty Acid Diets Lower both Plasma Cholesterol and Triacylglycerol Concentrations", *The American Journal of Clinical Nutrition* 70, nº 6 (dezembro, 1999), p. 1.009-15.

2 Fumiaki Imamura et al., "Effects of Saturated Fat, Polyunsaturated Fat, Monounsaturated Fat, and Carbohydrate on Glucose-Insulin Homeostasis: A Systematic Review and Meta-analysis of Randomised Controlled Feeding Trials", *PLoS Med* 13, nº 7 (julho, 2016), p. e1002087.

3 Maria Luz Fernandez et. al., "Mechanisms by which Dietary Fatty Acids Modulate Plasma Lipids", *The Journal of Nutrition* 135, nº 9 (setembro, 2005), p. 2.075-78. Ver também: Olivia Gonçalves Leão Coelho et al., "Polyunsaturated Fatty Acids and Type 2 Diabetes: Impact on the Glycemic Control Mechanism", *Critical Reviews in Food Science and Nutrition* 57, nº 17 (22 de novembro, 2017), p. 3.614-19.

4 James V. Pottala et al., "Higher RBC EPA + DHA Corresponds with Larger Total Brain and Hippocampal Volumes", *Neurology* 82, nº 5 (4 de fevereiro, 2014), p. 435-42.

5 Z. S. Tan et al., "Red blood cell ω-3 Fatty Acid Levels and Markers of Accelerated Brain Aging", *Neurology* 78, nº 9 (28 de fevereiro, 2012), p. 658-64.

6 Ver Framingham Heart Study https://www.framinghamheartstudy.org.

7 Éric Dewailly et al., "n-3 Fatty Acids and Cardiovascular Disease Risk Factors among the Inuit of Nunavik", *The American Journal of Clinical Nutrition* 74, nº 4 (outubro, 2001), p. 464-73.

8 Ver Patricia Gadsby e Leon Steele, "The Inuit paradox", *Discover Magazine* (1 de outubro, 2004).

9 Cynthia A. Daley et al., "A Review of Fatty Acid Profiles and Antioxidant Content in Grass-fed and Grain-fed Beef", *Nutritional Journal* 9, nº 10 (março, 2010).

10 Éric Dewailly foi um epidemiologista canadense que estudou o paradoxo inuíte ao longo de sua carreira, bem como os efeitos de contaminantes no meio ambiente no Ártico. Ele é creditado por chamar as gorduras poli-insaturadas ômega-3 de "aspirina natural" para atenuar os processos inflamatórios.

11 Ver Bodil Schmidt-Nielsen, *August and Marie Krogh: Lives in Science* (Nova York: Springer, 1995).

12 Hans Olaf Bang e Jørn Dyerberg, "Lipid Metabolism and Ischemic Heart Disease in Greenland Eskimos", In: H. H. Draper (ed.) *Advances in Nutritional Research* (Nova York: Springer Science+Business Media, 1980), p. 1-22.

13 Cynthia A. Daley et. al., "A Review of Fatty Acid Profiles and Antioxidant Content in Grass-Fed and Grain-Fed Beef", *Nutrition Journal* 9, nº 10 (março, 2010).

14 Christopher E. Ramsden et al., "Use of Dietary Linoleic Acid for Secondary Prevention of Coronary Heart Disease and Death: Evaluation of Recovered Data from the Sydney Diet Heart Study and Updated Meta-Analysis", *The British Medical Journal* 346 (4 de fevereiro, 2013), p. e8707.

15 Michel de Lorgeril et al., "Mediterranean Diet, Traditional Risk Factors, and the Rate of Cardiovascular Complications After Myocardial Infarction: Final Report of the Lyon Diet Heart Study", *Circulation* 99, nº 6 (16 de fevereiro, 1999), p. 779-85.

16 Frank M. Sacks et al., "Dietary Fats and Cardiovascular Disease: A Presidential Advisory from the American Heart Association", *Circulation* 136, nº 3 (2017), p. e1-e23.

17 Artemis P. Simopoulos, "The Mediterranean Diets: What Is So Special About the Diet of Greece? The Scientific Evidence", *The Journal of Nutrition* 131, nº 11 (suppl.) (novembro, 2001), p. 3065S-73S.

18 Ramón Estruch et al., "Primary Prevention of Cardiovascular Disease with a Mediterranean diet", *The New England Journal of Medicine* 368, nº 14 (4 de abril, 2013), p. 1.279-90.

19 Ramón Estruch et al., "Primary Prevention of Cardiovascular Disease with a Mediterranean diet", The *New England Journal of Medicine* 378, nº 25 (21 de junho, 2018), p. e34.

20 Michelle Luciano et al., "Mediterranean-type Diet and Brain Structural Change from 73 to 76 years in a Scottish cohort", *Neurology* 88, nº 5 (31 de janeiro, 2017), p. 449-55.

21 Gretchen Benson et al., "Rationale for the use of a Mediterranean Diet in Diabetes Management", *Diabetes Spectrum* 24, nº 1 (fevereiro, 2011), p. 36-40.

22 Shusuke Yagi et al., "n-3 Polyunsaturated Fatty Acids: Promising Nutrients for Preventing Cardiovascular Disease", *Journal of Atherosclerosis and Thrombosis* 24, nº 10 (outubro, 2017), p. 999-1.010.

23 Narinder Kaur, Vishal Chugh e Anil K. Gupta, "Essential Fatty Acids as Functional Components of Foods — A Review", *Journal of Food Science and Technology* 51, nº 10 (outubro, 2014), p. 2.289-303.

24 Asmaa S. Abdelhamid et al., "Omega-3 Fatty Acids for the Primary and Secondary Prevention of Cardiovascular Disease", Cochran Systematic Review (30 de novembro, 2018).

Capítulo 8

1 Para mais informações, ver https://www .afsc.noaa.gov /nmml /library/.

2 J. C. George et al., "Age and Growth Estimates of Bowhead Whales (*Balaena mysticetus*) via Aspartic Acid Racemization", *Canadian Journal of Zoology* 77, nº 4 (setembro, 1999), p. 571-80. Ver também: Cheryl Rosa et al., "Update on Age Estimation of Bowhead Whales (*Balaena mysticetus*) Using Aspartic Acid Racemization", n.d., http://www.north-slope .org/assets/images /uploads /SC-56-BRG6 ROSA.pdf.

3 Arkadi F. Prokopov, "Theoretical Paper: Exploring Overlooked Natural Mitochondria-Rejuvenative Intervention: The Puzzle of Bowhead Whales and Naked Mole Rats", *Rejuvenation Research* 10, nº 4 (dezembro, 2007), p. 543-60. Ver também: L. Michael Philo et. al., "Morbidity and mortality", in *The Bowhead Whale*, editado por John J. Burns, J. Jerome Montague, Cleveland J. Cowles (Lawrence, Kansas: Society for Martine Mammalogy, 1993), p. 275-312.

4 Para uma revisão de seu trabalho e de outros, ver: Rochelle Buffenstein et. al., "Naked Mole-Rat Mortality Rates Defy Gompertzian Laws by Not Increasing with Age", *eLife* 7 (24 de janeiro, 2018), p. e31157.

5 S. Zhao et al., "High Autophagy in the Naked Mole Rat May Play a Significant Role in Maintaining Good Health", *Cellular Physiology and Biochemistry* 33, nº 2 (2014), p. 321-32.

6 Edward J. Calabrese et. al., "Hormesis: U-shaped Dose Responses and Their Centrality in Toxicology", *Trends in Pharmacological Science* 22, nº 6 (junho, 2001), p. 285-91.

7 Michael Roerecke et. al., "The Cardioprotective Association of Average Alcohol Consumption and Ischaemic Heart Disease: A Systematic Review and Meta-analysis", *Addiction* 107, nº 7 (2012), p. 1.246-60.

8 Edward J. Calabrese e Mark P. Mattson, "How Does Hormesis Impact Biology, Toxicology, and Medicine?" *NPJ Aging and Mechanisms of Disease* 3, artigo nº 13 (2017).

9 Edward J. Calabrese et. al., "Hormesis as a biological hypothesis", *Environmental Health Perspectives*, 106 (suppl. 1) (fevereiro, 1998), p. 357-62.

10 Gary .E. Goodman et al., "The Beta-Carotene and Retinol Efficacy Trial: Incidence of Lung Cancer and Cardiovascular Disease Mortality During 6-year Follow-up After Stopping β-carotene and Retinol Supplements", *Journal of the National Cancer Institute* 96, nº 23 (dezembro, 2004), p. 1.743-50.

11 Ver "Welcome to the ATBA Study Web Site": https://atbcstudy.cancer.gov.

12 Scott M. Lippman et al., "Effect of Selenium and Vitamin E on Risk of Prostate Cancer and Other Cancers: The Selenium and Vitamin E Cancer Prevention Trial (Select)", *The Journal of the American Medical Association* 30, nº 1 (7 de janeiro, 2009), p. 39-51.

13 Eric A. Klein et al., "Vitamin E and the Risk of Prostate Cancer: The Selenium and Vitamin E Cancer Prevention Trial (Select)", *The Journal of the American Medical Association* 306, nº 14 (12 de outubro, 2011), p. 1.549-56.

14 Volkan I. Sayin et al., "Antioxidants Accelerate Lung Cancer Progression in Mice", *Science Translational Medicine* 6, nº 221 (29 de janeiro, 2014), p. 221ra15.

15 Kristell Le Gal et al., "Antioxidants Can Increase Melanoma Metastasis in Mice", *Science Translational Medicine* 7, nº 308 (7 de outubro, 2015), p. 308re8.

16 Ewen Callaway, "How Elephants Avoid Cancer", *Nature* (8 de outubro, 2015) https://www .nature.com/news /how-elephants-avoid-cancer-1.18534. Ver também: Lisa M. Abegglen et al., "Potential Mechanisms for Cancer Resistance in Elephants and Comparative Cellular Response to DNA Damage in Humans", *The Journal of the American Medical Association* 314, nº 17 (3 de novembro, 2015), p. 1.850-60.

CAPÍTULO 9

1 Congcong He et al., "Exercise-induced BCL2-regulated Autophagy Is Required for Muscle Glucose Homeostasis", *Nature* 481, nº 7382 (26 de janeiro 2012), p. 511-5.

2 Xiao Huan Liang et al., "Induction of Autophagy and Inhibition of Tumorigenesis by Beclin 1", *Nature* 402, nº 6.762 (9 de dezembro, 1999), p. 672-76.

3 Alicia Meléndez et al., "Autophagy in *C. elegans*", WormBook (24 de agosto, 2009), http://www.wormbook.org/chapters/www autophagy/autophagy.html.

4 Y. He et al., "Circadian Rhythm of Autophagy Proteins in Hippocampus Is Blunted by Sleep Fragmentation", *Chronobiology International* 33, nº 5 (2016), p. 553-60.

5 Ver The National Sleep Foundation, www.sleepfoundation.org.

CRÉDITOS DAS IMAGENS

Página 30: Ian Sewell/Wikimedia Commons

Página 42: Emma Farmer/Wikimedia Commons

Página 44: *Elsevier Science*, 23/6, Eva Dazert e Michael N. Hall. Copyright 2011, com permissão da Elsevier

Página 54: Cedida pelo National Human Genome Research Institute (www.genome.gov).

Página 55: Kashmiri, baseado em Domaina/ Wikimedia Commons

Página 63: iStock.com/Eriklam

Página 113: CartoonStock.com

Página 126: Radiogenic/Wikimedia Commons

Página 164: Chris Huh (convertida por King of Hearts)/Wikimedia Commons

Página 167: Cedida pelo autor.

Página 173: Eric Gaba (Usuário: Sting)/Wikimedia Commons

ESTE LIVRO, COMPOSTO NA FONTE FAIRFIELD,
FOI IMPRESSO EM PAPEL POLEN SOFT 70G/M2 NA AR FERNANDES,
RIO DE JANEIRO, ABRIL DE 2021.